偽薬のミステリー

LE MYSTÈRE DU PLACEBO

パトリック・ルモワンヌ 著
PATRICK LEMOINE

小野克彦 / 山田浩之 訳

紀伊國屋書店

偽薬のミステリー

Patrick Lemoine

Le Mystère du Placebo

クローディに捧げる

　何よりもまず、サン・ジャン・ドゥ・デュー病院の精神科医で診療科医長のベルナール・ラショー博士に私の感謝の念を捧げます。私たちが午後いつも熱心に議論を繰り返してきたこと、昔から共にこのプランをもってきたこと、それに何よりも私たちの深い友情、これらがなければこの本が日の目を見ることはなかったでしょう。意見、助言、忠告を惜しまなかったベルナール、数年前から準備作業に参加してくれた彼には心からお礼を申し上げます。

　またクローエ、エレーヌ、アンドレ、アラン・アマール、ジャン゠ジャック・オーラ、ミシェル・オーゼ、マリー゠ロレイヌ・コラ、ジャン゠リュック・フィデル、ジャックリーヌ・ジュリアン、それに秘書の皆さんに厚くお礼を申し上げます。

「そんなわけで、書物を読んでそこに書いてあることを注意深く考えてみれば、箱の中のくすりには見かけよりも効き目があることが分かるものなのさ……」

フランソワ・ラブレー『ガルガンチュア』より

序に代えて

ある医師が代診で巡回往診に出かけた時のことだった。往診先は老齢の肥った女性の糖尿病患者で、彼女から採血する必要があった。ところが、もろくなった静脈は針先で転げまわり、切れたり、逃げたりした。医師は何度も気を静めようとした。あちこちに青いあざを作った腕は見るも無残な状態になった。彼は不安な気持ちで帰宅した。糖尿病患者は傷口がうまく塞がらないのがふつうなのである。小さな傷でも大事に至ることがあり、治癒するのに何カ月もかかる。翌々日、彼はふたたびあの年老いた患者を訪ねてみた。

この日、科学への彼の信頼がぐらつくことになった。老女の腕の傷は完全に治っていたのである。なんと腫れも青あざも消え失せていた。皮膚には複数の針刺し跡が残っているだけだった。肥った糖尿病患者にこのような傷痕をつくることは、医学界ではもってのほかとして厳禁されていたのだ！　医師としての面子《めんつ》をかなぐり捨てて、彼は患者に訳をたずねてみた。

しばらく黙していた患者は、「私にはとっておきの方法があるのよ」と告白した。こんな場合でなければ、にやりとするところだった。しかし今度の場合、このように明らかな事実を目の当たりにして、彼はこの物静かな老女のかたわらで黙って聞いているだけだった。

後にふたたび往診したときも、前と同じく何事もなかった。そして、彼が往診するのもこれが最後という日、彼女は気さくな態度で、治療の秘密をお教えしましょうかと彼に言った。医学界の掟を破るような後ろめたい思いをしながら、彼はふと思いついて、この秘密の魔法を急いで処方箋の切れ端に書き留めておいた。

ある晩のこと、パーティの人混みの中でバーベキューがひっくり返り、招待客のひとりの若い美人が手に火傷《やけど》を負った。そんなにひどくはなかったものの、発赤《はっせき》して水ぶくれになった。ふとあることが彼の頭に思い浮かんだ。まさかと思いながらも、彼は紙挟みの中に仕舞いこんであったあの紙切れをこっそり取り出した。今こそ冷静な科学的態度でためしてみる時だった。しばらくたつと、火傷した若い女性は、手の上に氷塊を載せられたような奇妙な感じがする、と言った。痛みも赤みも消えていた。

彼がいつもこの手を使ったわけではない。その証拠に、五行の隠語といくつかの簡単な身ぶりから成る例の呪文を、彼はどうしても暗記できなかったのだ。もう打つ手がない、もう駄目だ、絶対に駄目だという時だけ、医学とは無関係にこの奥の手を使ったのである。しかし、彼の子供や友人たちが怪我や火傷をして、ほかに打つ手がない時には、古い紙挟みの中からあの紙切れを取り出して利用することがあった。

目次

装丁—大路浩実

装画—伊藤桂司

はじめに

あらゆる医師が、そしてあらゆる患者も、あるふしぎな習慣を信じ、時にはそれに熱中することがあると私は断言する。公認された医学は、口にこそ出さないが、いまだに魔術の領分を犯している。公認の医学はまじめさと尊厳を装い、大学では学位を与え序列を定めながら、魔術の領域から患者を横取りしている。秘密厳守の取り決めに従って、名前は変えられ、たくらみは隠され、体裁は整えられているものの、その裏では非合理的なことがしばしば行なわれている。

そのようなわけで、一冊の冒瀆の書（これまで固く守られてきた秘密を暴露するという禁じられた本）を書くにあたって、著者は目がくらむほどの怖れを感じている。しかし、あえて一石を投じてみたいという誘惑に駆られていることも事実である。ここで書いてみたい本とは、どんな角度から見ても率直に書かれていて尊重に値するもの、要するに真っ当な本のことである。しかし、このような本は中身のないものにもなりかねない。このような本とは、文字は連ねてあっても、それは無意味で空疎で、内容も実質も伴わない記号にすぎないものだったり、公平な記述がしてあっても、特徴もなければ輪郭も色彩もないといったもののことである。

話の種に乏しい一介の精神科医がこのような本を書くのは無駄なことだろうか？　しかし、厳粛さを装った私のような医師でも、診察と呼ばれているお定まりの儀式（時には長時間に及ぶこともある）が終わったとき、処方箋と名づけられた書類を書き、薬剤の一覧表の中から活性のない薬を選んで記入することがかなりしばしばあるではないか？　それは活性のない錠剤だったり、ゼラチンで作られたカプセルだったりさまざまだが、それを有資格者の仲間である薬剤師が大急ぎで調剤し、直ちに患者に引き渡すことになる。

この無に等しい幻想の薬剤には名前がついている。それが偽薬《プラセボ》である。ところが、活性をまったくもたないはずのこの物質が強力な効果を発揮することがある。偽薬が病状を和らげたり、治療の定説をくつがえしたり、合理主義者を狼狽させるような効果を示すのである。偽薬は、あたかも医師の医療技術が偉業を達成したかのごとく思わせることで、医師の首を傾《かし》げさせるようなものなのである。今日では、偽薬は医学の中で不合理性を示す最後の徴《しるし》であり、究極の部分であるともいえよう。これはいったい悪魔の仕業なのだろうか？

医学と医学がもつ曖昧さについて予断も偏見ももたず、きびしい態度で臨み真摯に考えてみよう。病院は、分子生物学の知識を競い、ポジトロンカメラを用いるミクロ外科の技術の成果を競う場になっている。管理者は高度医療による治療を夢見ているが、私たち医師の関心はむしろ治療の日常的な現実である。偽薬は両者の交叉点に位置している。それは、薬学・精神療法と魔術、すなわち合理的なもの（科学）と非合理的なもののあいだで、治療の結節点となっているものである。

ジュールダン氏が言ったように、西洋医学はそうとは知らずに偽薬療法を行なっている。いやむしろ知ろうともしないと言ったほうがよい。

世間の人の目から見れば、医学の価値というものは、結局のところ、治癒させるかまたは少なくとも病を軽くする能力にある。医学というものが、単に症状を集めて自動的に治療方針を決めるものであるとすれば、鉄道駅の乗車券自動販売機と同じように、強力なコンピュータを薬局内に設置するだけで事が足りるであろう。患者が自分の症状を機械に入力すれば、機械は誤りなく最も適した治療法を教えてくれる。そしてコンピュータによって操縦されたロボットが薬局の薬品棚に記載された製品を探してくれるのである。このような筋書きは決して常識外れの実現不可能なものではない。少々才能をもった情報処理技術者なら、だれでも実現できることなのである。

しかしこのようなシステムを整備しても社会保障費の収支会計にとってプラスになるであろうか？　それはわからない。実際に、患者が真っ先に医師に求めるものは何だろうか？　その答えは医師が思うこととは反対で、患者が第一に望むものは「科学」でも「名声」でもなく、「親切」と「いつでも診察を受けられること」なのである。診察に割く時間の長いことが、おそらく大衆が主として望んでいることのひとつであろう。これは、長時間の手のこんだ仕事（診察）には高い報酬が支払われてしかるべきだと考える第二次・第三次産業部門の従事者にはよく理解されていることである。

医師の診察をうけた患者について調べたいくつかの調査によれば、患者に対して親切であり、理ととされている。

解があり、患者との絆を大切にする能力、要するに患者の気持ちがわかることが医師に望まれるこ

治療中に人間どうしのあいだで謎の力が働くことは確かであり、それが治療の効果に影響を及ぼし、治癒の過程に介入してくるのである。その力は強く、またときどき見られる現象である。そうでなければ、薬理学の厳密なデータから予測される治療効果と、日常の診療で観察される効果とのあいだでしばしば見られる差は、ほかに説明の仕様がない。

動物やボランティア患者を対象とした実験条件下で得られた結果と、臨床医が診察室の中で日々観察している結果が完全に一致することは決してないとすれば、その理由は、治療期間中にふたりの主体性をもった人間（患者と医師）が幸か不幸か出会って、両者が病気に対する共通の戦いの中で結びついた結果生じた、何かほかの要因（主観的要因以外のもので、一言で言えば薬理学の範疇外の要因）にあるのではないだろうか。

活性をもっていることが確かな薬剤の「真の」薬理作用につけ加わるこの何かあるもの、または作用を免れている何かあるものを、医学の分野では偽薬《プラセボ》効果と呼んでいる。どんな病気であっても、その治療にはすべて医師との絆の強さに応じて多少の偽薬効果を伴う。痛み、発熱、不安、不眠、高血圧、さらにはがんに対する治療でも、処方の情緒的背景に応じてその効果が修飾されるのである。例外はまれであって、それがあるとすれば、おそらく深い昏睡状態の場合とある種の明確な感染症の場合だけであろう。同様に、小児と家畜でも多少は偽薬効果の見られることが示されている。

要するに、治療法が正しく適用されるかぎり、どんな場合でも、患者を安心させる雰囲気で処方すれば、その効果が高まるのである。この現象が実在しかつ強力なものであることは、良識をもつ正直な医療関係者にとっては疑いのないことであるが、その科学的説明はいまだに霧の中にある。

あらゆる治療行為が、時には顕著なまでに、偽薬効果によって修飾されうるとしても、ある治療の効果予測と実際の効果を隔てる平凡で基本的な差というものは、往々にして無視され否定されているのが現状である。公認された医学の分野で偽薬効果が意識的に研究された例《ためし》はほとんどないのである。まったく残念なことである。そこからいくつかの疑問が湧いてくる。

医師にとって、自分が行なった「立派な」物理・化学的治療が、少なくともその一部は、社会心理学的理由で好結果をもたらしたのだと認めることが、そんなにまでも屈辱的なことなのだろうか？　患者にとって、病気が治ったのはそのすべてが薬の薬理作用に原因があるのではなく、患者が医師に対して抱いている信頼感にも起因しているのだということを実感することが、本当に不名誉なことなのだろうか？　いや、そうではあるまい。

この偽薬効果こそが、医師が単に複雑なロボットになったり適当な治療法を自動的に選定する機械に堕するのを永久に防いでくれるちょっとしたプラス・アルファに相当するものなのである。モルモットとヒトを区別するものが偽薬効果の有無であり、何人《なにびと》もそれから逃れられないのだ！

こんなことを私が言っているのは、もちろん、医学を神聖化する方向へ逆行させることで呪術の時代に回帰することを弁護するためなのではない。問題はもっと単純であって、すべてのことを定量化することはできないこと、科学の原理にあてはまらない結果を生むこともあるということ、医師とその患者たちが時には（そして幸いにも）薬理学的厳密さには必ずしも縛られない振る舞いや態度で病気に対処していること、われわれ一人ひとりの中に隠れて存在すると思われる内的治癒力を目覚めさせる希望をもつべきことを認めることが大切だ、と言いたいのである。

現代医学は、すべて都合のよい治療結果は記録するものの、偽薬効果を内輪に見積ることに時間を費やしているが、それだからこそ本当の科学であり完全に倫理に適っていると彼らは主張しているだけなのではないだろうか？

かつて、医学は魔術（神の役割）、心理学（人間の領域のもの）、身体の治療（動物の領域のもの）から成る三本柱に頼ることがおおっぴらに認められていた。時とともに、実証主義の勝利から生まれた物質還元主義に席を譲りながら、魔術のすべてが、心理学もそのほぼすべてが姿を消していった。心理学は精神分析、ついで行動心理学の窓を通じて蘇った。しかし魔術は祈禱師とやぶ医者の領分だとして棄ておかれてきたように思われる。

見たところ、西洋医学は科学のみに囚われている。そこでは、見事な手術、的確な効果を示す抗生物質だけが称賛に値するものとされている。ほかでも、西洋医学は科学性にとぼしい医療に勝っているではないか！　ここで「ほかでも」というのは、真の医学がまださに初期の段階にある地域のことである。しかし、そこでも、いつの日か真の医学とそうでないものが区別されることになるのであろう！

西洋医学がすぐれているとは言っても、効果的な治療法がない病気の場合、また外科手術や抗生物質やコーチゾン（ステロイド薬）を必要としない程度の軽い機能性疾患の場合、医師はどんな治療をするのだろうか？　科学の限界という罠《わな》にかかっているのに、知らぬことでも知っている振りをするのはどんな時だろうか？　医師が神秘の衣をまとい、有効性が実証されていない薬に呪文のような名前をつけて、読みにくい処方箋を書くのは、そうすることで科学性にとぼしいひそかな夢を人に洩らしていることになるわけだが、それは病《やまい》と死を否定してのことだろうか？　医師のはったりはうまくいくものだろうか？　それがうまくいくのである！

強壮剤はよく効くし、静脈強化剤もとりわけ御婦人方の脚を強くする。血管拡張薬は記憶をよくする。その効果は長期間持続しなくとも、勇気を失わない程度にちょっとだけ効けばよいのである。マグネシウム、アミノ酸、強肝剤、混り物のないミネラルウォーターなどを処方したり（飲んだり）したことのない人でも、カプセル剤は経験しているはずである。

このように考えてくると、近代医学は怪しげに見える偽薬効果の力を当然のように利用することを拒否する一方で、効果の科学的根拠が確かな医療技術に頼ることは認めているのに、同時に純粋な偽薬や不純な偽薬のような薬理学的に活性のない医薬品を処方することも認めているのは、まったく奇妙なことだと言わざるを得ない。

近代医学は偽薬の秘密をもっともよく知っているのに、その効用に比して偽薬を蔑視するのはなぜだろうか？　偽薬の使用は驚きを生む。偽薬効果とは実薬の薬理効果にプラス・アルファをつけ加えたり打ち消したりするものであり、偽薬とは治療全体の流れの中で処方される不活性な物質のことである。医師は偽薬効果をもっとおおっぴらに当てにすべきなのに、治療の中で密かに使用するほうを好むようである。

ところで、患者の信頼をよいことに、薬の代わりにまったく不活性な物質を処方するのは正しいことだろうか？　多少は活性をもつ製品を必ず効くと断言して処方するのは正当なことであろうか？　医師をいかさま師にしかねないこのような薬の使用法は、科学とモラルの名において、もう禁止すべき時ではないだろうか？

現代の医学では人をあざむくようなやり方は淘汰されつつある。結局は、万人の利益のために神秘のヴェールを取りのけるべき時なのではないだろうか？

舞台裏で何が行なわれているかを、まず第一に患者には知る権利があり、同時に、曖昧さと嘘の中で生きている医師が魂を失わないためにも、そうするべき時なのである。偽薬とその必然の結果である偽薬効果の研究によって、この二十世紀末における処方の基礎、ひいては西洋の医療技術の解明が可能になると思われる。

1 偽薬にまつわる諸問題

この本を著わす目的は、医師と患者の経験や行動の中で見られる驚くべきことを俎板《まないた》にのせ、正統派の治療を完璧に行なったとしても、予期せぬ結果を招くことがあるものだということを明らかにすることにある。医学の分野では非合理的に思われるこれらの現象を、検討もせずすべてのことを鵜《う》呑みにし、それをそのまま信じてよいわけではない。

また読者の中には、いったい偽薬《プラセボ》効果なるものが存在するのかどうか、そしてそれが本書全体を通して議論の対象となっているほど重要なものかどうかを疑う人がいてもおかしくはない。そうかなあ？　と思われるのが実のところであろう。

　　奇妙だな、変だな……

ある獣医が帝王切開を行なうためシャロレ地方を巡業していた時のことを、私に話してくれたことがある。

家庭内に問題（離婚とか近々財産を処分することなど）を抱えているため非常に張りつめた雰囲気にある農家では、しばらくのあいだ家畜の帝王切開手術がうまくいかない。局所麻酔を行なった上で、通常は立ったまま手術をうける家畜が暴れまわるので、ときどき怪我をするというのである。このとき獣医が目撃した解決策はいささか風変わりなものだった。それは、家畜小屋の中に遊戯台を持ち込み、もしこんな表現が牛についてもあてはまるなら、雌牛たちに確実に平静さを取り戻させるため、牛たちの真ん中で「落ち着きはらってトランプ遊びをする」よう牧童たちに命じることだったのである。

次に訪れた農家ではそんなトラブルはなかった。夫婦仲が良くて家庭内に何の問題もなかったので手術はうまくいった。子宮を切開するあいだ雌牛はゆうゆうと反芻していたのである。

この獣医からは別の話も聞かされた。強情な若い雌牛が初めて経験する搾乳を嫌がる時にどうするか？　彼は排乳促進ホルモンであるオキシトシンを注射することにしているが、雌牛は二度、三度の注射を経験すると、注射針の先で乳首を軽く刺激するだけで排乳するようになる、というのである。反芻動物の場合には、周囲の人びとの心理状態と条件づけが大事だということだろうか？

農家の話はこれぐらいにして家庭内の話に移ろう。そこではどんな例が見られるだろうか？　家畜はその飼い主を介して何度も神経質な性格をあらわす。

獣医は、とくに犬を治療する時に、飼い主が上手に治療に参加してくれると、それに安心した犬の態度が変わり、単なる鎮痛薬でも犬の湿疹が改善されることがあるのをよく知っている。乳幼児の場合も同様である。

幼児が夜泣きをして寝つかない時には、両親に睡眠薬かトランキライザーを処方するのがもっとも効果のあることがよく知られている。両親がぐっすり寝て気分が晴れると、幼児に不安感が伝わらないので（結局は）子も親もよく眠れるというわけである。

健康な成人といえども、偽薬の影響を免れることはできない。

一九六一年、ピエール・ピショーは無症状の健常人を対象に、偽薬の効果を調べてみた。効き目がまったくないはずの乳糖の錠剤を、もしかしたら起こるかもしれない効果については説明せずに、医学生たちに投与してみたのである。

その翌日、学生たちに服用してみて感じたことをアンケート調査で答えるよう求めた。このアンケートでは、三つのカテゴリー（身体、精神、気分）で変化の徴候があったかどうかが調べられた。その結果、三つのカテゴリーのそれぞれで一五ないし二五パーセントの被験者が変化に気づいたが、その半数は改善、残りの半数は悪化だったことがわかった。

ド・ラ・パリス氏は、これらの被験者が健常人であったのなら、彼らは肉体的にも精神的にも病気ではなかったことになる、との結論を下したが、これは誤りである。「健康な人はみな自覚せざる病人である」とするノック先生の結論が正しい。このテストのような特殊な条件下では、不活性な物質と言えども、何の症状も訴えない人の健康を改善するという驚くべき離れ業《わざ》をやってのけるわけだ！

健常人については、自尊心が頭をもたげると、その精神状態が偽薬効果の生成に重大な影響を与えることがリードの研究によって明らかにされている。

彼が行なった最初の実験では、ふたりの被験者AとBが一緒に「謎めいた人体実験」に参加するのだと思うように仕向けられていた。そしてAには百ガンマのLSD（幻覚剤）が、Bには偽薬が経口投与された。ふたりとも服用させられたものの性質については何も知らされていなかった。そして時間の経過とともに、ふたりの被験者は幻覚剤に特有の精神状態を示し始めたのである。この結果については、偽薬に対する心理的な反応だったと説明できるだろう。

第二の実験は、被験者本人に知らせずに、A、Bへの薬物投与を逆にして行なわれた。すなわち、今度はAに偽薬を、Bには百ガンマのLSDが投与されたのである。今回はふたりのどちらも精神症状の片鱗すら示さなかった。この結果は、偽薬に騙されるというような道化役を演じることでお互いに相手の目の前で面目を失いたくないという気持ちが、LSDのように強力な薬剤の効果をまったく無にするだけの十分な動機となっていることを示すものである！

謎の偽薬効果

思い切って単純化するなら、ここまで説明してきたさまざまな結果をひとまとめにして偽薬効果と呼ぶのが正しいように思われる。治療によって達成される通常の効果を促進する例であったり、時には効果を弱める例のこともあり、またこれらの結果は薬理学の常識から外れていると考えることもできる。大衆や医師の多くは、これらの効果は一部の人、たとえばヒステリー患者や「頭の鈍《にぶ》い人」、白痴、いわゆる機能性疾患患者、そのほかの気の病をもつ人に観られやすいというかもしれない。が、偽薬効果が見られるのは実はそうした人たちだけとは限らない。偽薬効果とは、「一服の薬から得られる思いがけない効果」を撮しとる、形のないカメラのようなものであって、何人もそれから逃れられない。

不安、うつ病、恐怖心、月経前症候群、癌性疼痛、術後疼痛、頭痛、枯草熱、咳、リューマチ、結核、さらには腫瘍の成長などについても、偽薬効果の観点から研究されてきた。その効果は平均して約三〇パーセントとされている。

この統計数字は実際にはほとんど意味がない。というのは、偽薬効果はその対象となる症状、偽薬テストに関する説明の仕方、処方者と患者の個性などの多数の要素によって変わるからである。その上、数字に関する議論は偽薬効果に対する考え方に大きく左右される。

職業柄、対照群を巧みに設定した比較研究から得られるデータを基本として尊重する傾向をもち、できればただひとつのパラメータを浮き彫りにしたいと考える薬理学者の立場からすれば、偽薬効果の数字はかなり低く見積もられるに違いない。なぜなら、偽薬効果が調べられていることを知っている被験者は、(偽薬に反応して)ヒステリー患者とか「頭の鈍い人」とみなされることで面子《メンツ》を失うまいとたえず気を配り、その効果を極力秘密にしようとするからである。つまり、ここで得られた結果はまったく作為的な状況のもとで得られたものなのである。*

一方、実験条件の枠外にあって医薬品の「正常の」作用を変えているすべての事柄まで含めて考慮する臨床医の立場からすれば、偽薬効果がこの三〇パーセントという数値に達するのは容易なことであり、さらにそれを大きく超えることもありうる。

偽薬効果が自覚症状に影響を与えるのは当然であるが、その影響を客観的な数値として測定することも可能である。

たとえば、胃液の酸度、瞳孔径、リポタンパクの数値、白血球数（好酸球・リンパ球）、電解質、副腎皮質ホルモン、グルコース、血中コレステロール、動脈圧などがそれである。それは広く思われているような特別の理由からではなく、精神作用は理解しがたいので、測定可能な客観数値が取りあげられただけに過ぎない。

なかでも、コレステロール値は、遺伝や食物や社会的諸要因以外にも、患者の体位（横臥位《おうがい》か立位か）によって変化するだけでなく、採血のときの気分の状態によっても変わることが知られている。もし採血が正しい状態で行なわれれば、多数の高脂血症患者の治療が不必要となるであろう。なぜなら、半時間も静かに横たわり、横臥位で採血されれば、コレステロール値が最大三〇パーセントも低下するからである。

偶然のようにも思われるが、この三〇パーセントという精神的影響度は偽薬効果の平均値とぴったり一致する。

いまコレステロール低下剤Xの治験を実施するとしたら、その結論は容易に想像がつく。すなわち、治験の初めのうちは被験者が採血の習慣に慣れていないので、看護婦が鈴を鳴らして来るのを不安そうに立って待っている。治験が進行するにつれて両者のあいだにより温かい絆が生じるので、いったんそうなると同じ患者が平静な気持ちで、往々にして座ったり寝たりしたまま、検査技師を待ちうけるようになる。このようにしてすべての条件が被験者のコレステロール値を低下させることに結びついていく。そこには薬剤が入りこむ余地は存在しない。

しかし実を言えば、このような治験をやったとしても、それは大昔の知見を確認するだけに過ぎないのではないだろうか？　大昔にもこのような話があったのだ……。

＊（原注）この種のバイアスを排除するため、二重盲検法が適切に実施されているではないかと反論する向きもあるだろう。二重盲検法とは、医師も患者も処方の中身（被験薬、偽薬、対照薬のどれを与えられているのか）がわからないように仕組まれた治験法のことである。その目的は、主観や偽薬効果を排除することだけでなく、異なった治験グループ間の比較を可能にすることにある。問題なのは、このような条件下で得られるどんな偽薬効果であっても、それを日常の診療活動で観察される偽薬効果に重ね合わせてみるわけにはいかない、ということである。つまり、ある二重盲検法は別の二重盲検法とだけ比較が可能なのであって、二重盲検法で得られた結果を通常の診療にあてはめることはできない、ということである。市販の許可を得るために厚生省に提出された報告書と臨床医の経験の間にしばしば食い違いが生じるのはそのためである。残念ながら、それについては本書の中で多くを述べることはできない。

発見から発見へ

聖ヨハネ伝の中に、イエス・キリストが生まれつき盲目の人に出会った話が書かれている。普段は両手をおくだけで、あるいは祈ることで病気を治したり死者を蘇らせたりしていたキリストにとって、このエピソードはごく当たり前のことだったに違いない。彼はおそらく皮膚科以上に眼科で名声を得ていただけになおさらである。相手が先天性盲目という重篤な病気だったことから想像すると、イエスは臨機応変に、いささか違ったやり方を用いたようである。

「こう言うと、彼は地面に唾を吐き、その唾で泥を捏《こ》ね、それを盲人の両眼に塗って言った。『シロエの洗礼盤に行ってあなたの眼を洗いなさい……』」。盲人は洗礼盤のところに行き、眼を洗った。イエスのもとへ戻ってきた時には、彼ははっきり見えるようになっていた。

聖マルコ伝の中にも別の話があり、キリストはここでも助けの手をさしのべた。彼は盲人の両眼に唾をつけて手をおいた。しかし今回は、彼は同じ動作を二度繰り返さざるを得なかった。おそらく、最初の試みは不十分な結果に終わったのであろう。「キリストは盲人にたずねた。『何か見えますか？』見え始めていた盲人が答えた。『人びとが見えますが、木が動いているようにも見えます』それを聞くと、キリストは盲人の両眼の上にあらためて両手をおいた。今度はよく見えるようになり、眼病は治った」。神の子が二度も同じことをやるとは！

この素朴な話が生み出された理由は、もちろんヨハネ*がまだ若かったことにある。彼はおそらく、普段よりもっと複雑な治療を施して先天性盲目を治したイエスの功績を強調する必要があったのだろう。

しかし、錠剤の知識がなかったこの時代にあっては、イエスが患者の両眼に丹念に塗りつけたものは膏薬《こうやく》という名の偽薬《プラセボ》だったのである。それにしても、神御自身がこんな技術に頼らざるを得なかったというのは奇怪な話である。

人類というのは、この時代にはすでに、施術者と治療される病気との間に媒介物を必要としていたことを受け入れなければならない。今日では、この媒介物は一般に医薬品として世に出されている。この医薬品なるものは、薬理学的な活性をもった分子にある種のとらえがたい物質（つまり神秘的で用量を決められない偽薬効果を示すもの）がつけ加わってでき上がったものなのである。

ここで明らかになっていることをいくつか書いておこう。

医薬に関しては、医学は何千年ものあいだ偽薬を用い、ほとんど独占的に処方してきた。古代の印象深い薬について調べてみたり、中世やルネッサンス期の薬剤師に目を向けてみると、記載された薬に含まれていたものはまったく効き目のない物質だったり、活性をもった薬であっても特別な指示なしに（つまり当てずっぽうに）使用されていたことがわかる。どんな例があるかって？

＊（原注）ヨハネは目撃者だったのかどうかといえば、もちろん作家だった人である。

古代エジプトには西暦紀元前十六世紀のゲオルグ・エバースがパピルス紙に書いた古文書があり、またそれ以前のメソポタミアにはハムラビ法典があって、それらには医薬として使われた何百もの物質がその使用法とともに延々と列挙されている。それらのなかで、幾世代を経て生き残ったものは阿片《オピウム》とおそらくはアスピリン*だけであろう。

人びとは異国情緒の漂う外国の産物の一覧表を目の前において、東洋の香りを髣髴《ほうふつ》とさせる力に酔い痴れていた。その一覧表に列挙されていたものと言えば、トカゲの血、ワニの糞、蛇の肉、ブタの歯、蛙の精液、ロバの蹄、腐った肉、などだった。これらはみな胸がむかつくようなものばかりで、昔の患者はどうしてこのようなものを無分別に嫌がりもせずに呑み下せたのか、怪しまざるを得ない。しかもそれらは今でも生き残っているのだ†!

ヨーロッパでは、要求に応えられる治療効果をもった最初の物質としてキンコナの樹皮(キニーネの原料)がシンション夫人によって導入されたのは、年代もずっと下った一六三八年のことだった。

賢い伯爵夫人だった彼女は、自分が医学の歴史を数千頁もめくってしまったことに気づいていたのだろうか? 知らぬあいだに、彼女は薬の概念を作り出していたのだ。しかし結局のところ、物事がそれ以降変わったと言えるのだろうか? (実薬と偽薬の)境界線が今日では昔よりも明瞭なのかどうかは疑わしい。昔は偽薬が薬として用いられたとすれば、今日では薬それ自体が偽薬の役割を果たしているのである。

真実が嘘になるとき

意地悪な見方をすれば、いかがわしい偽薬がヴィダール事典（原注　医薬品に関するフランスの事典）のおそらく過半数を占めている！　ある薬を使っても効き目がないとき、または（これはよくあることだが）真っ当な研究がなされてその有効性が立証されている薬が適応症以外に処方され、（アスピリンの場合のように）思いもかけない効き目が見つかって驚くことがあるときには、それは偽薬効果ではないかと疑ってみるべきである。

その例としてマグネシウムを取り上げてみたい。ごくまれな疾患にしか効き目を示さないこの物質が、発生頻度の高い他の疾患にも有用であることを、どうして製薬会社が立証する気になったのかを振り返ってみよう。

＊（原注）柳（アスピリンの原材料）の樹皮は、エジプトでは、解熱鎮痛薬として用いられた。

†（原注）今日でも、ホメオパチー〔同毒療法、類似治療法などと呼ばれる民間療法で、古くから凍傷に氷、火傷に熱、下痢に下剤というように、生体の病的反応と同様の反応を起す薬物を探し、これを極度に希釈した濃度で使用することによって病気を治療する方法（「南山堂医学大辞典」より）〕に用いられる薬物名をいくつか楽しみながら翻訳してみると、驚くものばかりである。たとえば、Mustela foetide（イタチの肛門腺）、Periplaneta americana（アメリカごきぶり）、Pulex felis（猫のノミ）、Pediculus capitis（あたまシラミ）、Lumbricus terrestris（ミミズ）などである。ラムセスⅡ世大王とその侍医たちは、この種の薬の使用に六五パーセントの還付金を与える社会保障制度〔フランスの制度〕の創設を考えなかったので、ミイラにされたに違いない！

この金属は心臓のリズム異常の際に用いられ、特に静脈内投与は治療効果が高い。さらに、明らかな原因があってマグネシウム不足が確からしいときには、それを処方するのはもっともなことだとして認められている。マグネシウム不足は、摂取不足（栄養不足、アルコール中毒）、吸収不足（慢性下痢、消化管瘻）、または排尿の増加（長期にわたる利尿剤の使用、腎・泌尿器系疾患）などが直接・関接の原因となっている。マグネシウム不足の症状はさまざまである。それらには、震え、筋無力感、強直痙攣《ごうちょくけいれん》、運動失調、神経・筋の過剰興奮、精神障害（不眠、神経興奮）、心臓のリズム障害（期外収縮、頻脈）、消化器障害（下痢、その他）などがある。

ところがこれらの症状の多くのものが、マイナーな神経障害とも言える不安、痙攣、無力感、ストレス状態などでも見られる。その説明は筋が通っているように見える。すなわち、これらの神経症状は目立たないながらもマグネシウム不足に「確実に」関係しているというのである。この結論は明らかに、胸糞の悪くなるフロイト流糞尿・性科学的愚論のどれよりも、正直者にとって納得がいく！

ここでさらに、「医事日報」に掲載されたある匿名《とくめい》の論文を取り上げてみよう。医学の専門用語を使って書かれたこの論文では、まさに、必要量のマグネシウム塩の摂取がある種の不安感を鎮めるのに中心的役割を果たしていると結論している。大多数の医師は生物学の用語になじみが薄いので、多数の現象を次つぎに並べて明らかに科学的なこけおどしだと思われることをするが、それは彼らがよく使う手である。本題に帰ろう。

マグネシウムを投与すれば、一方では、マグネシウム不足に関連するある種の症状を取り除くことができる。他方、これらの症状のあるものは不安によって見受けられる症状と明らかに同じものである。したがってマグネシウムは不安をめぐる機能的症状にも用いられる。さらに、感情の中枢としてよく知られている脳の海馬回に存在する刺激受容体をマグネシウムがブロックするので、この結果が生まれてくるのはまったく当然のことである。ここで「刺激」という専門用語の使用によって実に厄介な問題が生じる。というのは、生物学者が意味する「ニューロン刺激」は、通常の意味での「個体の刺激」とは無関係だからである。

この論文では続けて最先端のテクノロジーが応用されている。マウスを被験動物として用いた四極板法*というテストで、マグネシウム塩をジアゼパム（ベンゾジアゼピン系の精神安定剤の一種、ヴァリウムの学術名）と同時に投与すると、ジアゼパムの単独投与に比べて、その用量を六六パーセント減らすことができる。最後に、とっておきの科学的方法として、脳波（EEG）による定量化を行なっており、「この手法を用いれば、β2波の上昇によってある物質分子の不安除去効果を測定できる」と結論する。論文には図がひとつ添えられており、ヴァリウムとマグネシウムを併用するとβ2波の上昇することが示されている。しかしこの図には数字がついてないので無意味なものである。

＊（原注）痛みに対する動物の反応性を評価することを目的とした実験方法である。ケージの底面に四枚の極板（電熱板）を置き、それを代わるがわる強く加熱して、かわいそうに、マウスが極板から極板へ敏速に逃げ回るように作られている。

ついでに言えば、この問題のβ2波は不安除去作用をもつ薬物分子を投与した時に見られるものだが、この図のβ2波はそれらとは明らかに異なるものである。†

合理的な結論として、「マグネシウムはヴァリウムの作用を促進する」と考えることができたのに、どうしてそうしなかったのだろう！「ニューロンの被刺激性に対する安定剤としての効果がすでに示されているマグネシウムの投与によって、これらの現象とその臨床的結果に関連する諸症状の発現を和らげるかあるいは予防することができる」というのがこの論文の結論である。マグネシウムは、マウスを用いた脳波の定量化実験でヴァリウムの薬理作用を増大させたので、不安を和らげたのだろうと考えるのが正しい。今や論理までもが、めちゃめちゃになっているのだ。

比較的正確に理解されているが、非常にまれな疾患群（その症状のあるものが、非常に多い疾患である原因不明の神経症でも同様に見られるので）にマグネシウムがとてもよく効くという事実は、慣例に従ってヴァリウムを神経障害に大胆にも使用してみようという気をおこさせる。とくに動悸、震え、痙攣、不眠、神経過敏などが認められる場合がそうである。

「しめた！　これにも効くぞ！」という換喩《かんゆ》的な思考の変化によって、あるまれな病気の治療で認められる効果が、外見上似た症状を示すほかの病気（病理学的に異なっていても発生頻度の高い病気）の治療に利用されることになる。

もし本当に論理に筋を通そうとするなら、これらのあらゆる神経症状についてマグネシウムが不足していることを真っ先に証明する必要がある。ところが、この論文の著者たちはそれに反論を唱え、血（漿）中マグネシウム濃度からはあまり情報が得られないので、そのような生物学的分析を行なってもうまくいかないだろうと考える。細胞外のマグネシウムは総マグネシウム量のわずかな部分を占めるに過ぎない（約一パーセント）。赤血球のマグネシウム含量は個体のいろいろな生理条件（性、年齢、時間、赤血球の成熟度、ほか）によって変化をうけやすい。尿中への排泄についても同様である。したがって、通常の測定法で分析を行なってみても、マグネシウム不足を定量的に確認することは不可能であると説明するのである。

賢明な読者はおそらく次のように判断するであろう。ストレスや不安の状態の血中マグネシウム不足を証明できないとしても、それは結局はそんなに大事なことではない、臨床効果だけが重要なのである、と。結局は、多数の治療法が、アスピリンの例のように、本当はなぜどのようにして効くのかわからぬまま、これまでうまくいってきたし、今でもうまくいっているではないか。だから、治験を上手に厳密に実施して、最終的にはマグネシウムの臨床治療の効果を証明すれば十分だろう。

そんなわけで、都市で精神科医の治療をうけている二千三百十六人の患者を対象に、不安症の患者に処方されるマグネシウムが、投薬量の減少、ひいては精神安定剤（ベンゾジアゼピン類）による長期治療からの完全な離脱につながるかどうかを調べるための公開治験が実施された。しかし、

†（原注）実際、β2波は不安除去作用をもつ薬物を投与した時に観察されるが、それは薬理学的効果なのであって臨床効果までを意味するわけではない。事実、不安除去作用をもつ物質のすべてが特別な脳波（この場合はβ2波）を示すわけではないが、β2波が出れば、それはすべて強い不安除去物質になりうるかもしれない。

このような治験から証明されるものは何もないことは明らかである。

というのは、不安症を抱える患者に対して治験のプロトコール（実施計画書）をいちいち苦労して説明するたびごとに、診察の時間と回数が増え、医師が細心の注意を払うことになり、結果としてよりていねいに心の世話をすることになるので、結局は大きな偽薬効果を生むことになるからである。

したがって、こんな論文に「ベンゾジアゼピンに代わるもの」などといった題名をつけるのは正しいわけがないではないか。こんなことは、マグネシウムの不安除去効果を信じて声高に喚いているはずの製薬会社が、マグネシウム投与群・ベンゾジアゼピン投与群・偽薬投与群の三グループを設定して、それぞれの不安への効果を二重盲検法でありのままに比較してみれば済むことではないのか？　それに、マグネシウムはヴァリウムの作用を促進または増加させるにすぎないという事実があるのに、どうしてそのことからヴァリウムが完全に不必要だという結論になるというのか。いったい何を考えているのだろう？　支離滅裂な話だというほかない。

しかし実を言うと、多数の医師と同じように、私もマグネシウムを処方している。そして私の患者もその縁者も概してそれに満足している。実際に治療に使用してみて、不安、痙攣、ひきつけの場合にはその効果はめざましいが、投薬を中止すると直ちにぶり返しが来るという印象を私も抱いている。それに正直に言えば、それが薬理学的効果なのか偽薬効果なのか、本当に知りたいわけではないことも白状しなければならない。

常に疑問を持ち続け、しかしときには、薬の効果には本当に薬理学的根拠があるのかもしれないなと考えることで、行き過ぎた思い入れをすることなしに、効果が証明されていない薬剤を処方し続けるのに必要な自信を保っているというわけだ。あまり科学的とは言えない話だが、比較的気楽なこの姿勢を支えているものは、マグネシウムには毒性がないという理由だけである。

ヴィダール事典は医薬品に関する信用のおける手引書で、いわば「ミシュラン」の案内書のようなものだが、その内容はとにかく非常に用心深い。この事典には、さまざまな医薬品に関する効果の信頼度を多少ともわかりやすく解説するための用語一式が備えられているのである。「…に適用される」という表現は、薬の効果が立証されていることを意味する。「…に使用を勧める」は、医薬品がひとつないしは多数の既知の薬理学的性質をもつものの、その使用経験から判断すると、一九七五年十二月十六日付の法令で定められた適応承認のためのデータが治験で得られていないことを示す。もうひとつ巧みな表現としてヴィダール事典が用いているのは、「…に使用されている」という言葉で、これは「現在の知識では薬理活性がまだ明らかにされていない医薬品のことで、今のところ特別な効能を欠いているもの。しかしその使用は処方の習慣や自家療法の習慣に一致する」ということを意味している。これ以上のうまい表現があるだろうか！

しかしヴィダール事典がこれだけ慎重に記載しても、結局、星印こそが絶対的に重要なものである。というのは、申請論文が厚生省によって承認される（星印を付されてヴィダール事典に収載される）か否かによって、その医薬品が場合によっては優位な立場に立てるからである。

わかりやすく言えば、次のような話になる。もし製薬会社が承認申請書を厚生省に提出するつもりなら、現行の用語である「…に適用される」、「…に使用を勧める」、または「…に使用されている」の分類に従わなければならない。もし（厚生省から申請書の修正を求められたのに）それに応じなくとも、実際上は好きなように書いておいて構わない（承認が得られないので星印はつかない）。

たとえば、ここで再びマグネシウムの例を挙げると、星印をもたないある製品は破廉恥《はれんち》にも、「マグネシウム不足による神経症状――精神症状、筋性症状ほか…」に有効であると主張する。むしろ星印のついた医薬品のほうが、より控え目に次のように表現している。「マグネシウム不足が明らかな場合に使用が勧められる」「現在特別な効能は明らかにされていないが、過換気に伴う不安の発作という機能症状の治療に使用されている」（ヴィダール事典、Magnesium glycocolle Lafargeの項より）。こんな話はだれが信じるものか？

偽薬が実薬になる？

いかがわしい偽薬のほかに、薬理学的にはまったく不活性であるが驚くほど効果を示す別種の薬品群がある。それが純粋な偽薬である。純粋な偽薬は純然たる偽物であるが、いわば薬の心霊体のようなものであり、薬に見せかけるために錠剤の形に作られている。通常、偽薬はカメレオンのようなもので、その治療分野のトップ製品のもつ外見の特徴をそっくりまねて作られている。

病院と契約している薬局で不安除去薬の偽薬を調剤するときには、乳糖を基剤にして薬局方で定められた最古の精神安定剤のひとつと同じ大きさと色（青色である）をもった錠剤に仕立て上げる。それに精神安定剤を思い起こさせる名前をつけておけば——たとえばエクアニム（Equanime：平静の意）のような——不安を抱えている患者だけでなく、だれよりもそれを処方する人びとのあいだで、あたかもその治療分野の主力製品（歴史的または商業的な意味で）として確実に行き渡っている薬品であるかのようにみせられる。

実際上の重大な理由から、ごく少数の例外を除いては、純然たる偽薬が臨床畑で現実に処方されることは絶対にない。事実、医師が患者には知らせずにあらかじめ偽薬の暗号名を取り決めておき、それに従って調剤されるような薬局に患者が行くように命じたり勧めたりすることは禁止されている。考えてみれば、医師が薬理活性をもたない物質だけで見事な薬を工夫しても、患者は必ずしも愚か者とは限らないので、いずれは処方箋を解読しペテンを見破ることになるに違いない。

医師が、現在、偽薬の処方を自制しているのは、マスメディアを通じて医学が普及した結果、一般大衆が偽薬の存在をよく知っているからであろう。

今世紀の初めまでは、薬剤師はためらわずに「パン屑（Mica panis）*」と誇らしげに表示された壺

＊（原注）フランス語では、《パン屑（mie de pain）》を意味する。

を薬局の店頭に飾っていた。そのラテン文字から、秘伝の独占処方権がそれぞれの薬局に与えられているかのように思われた。

現在では、乳糖を公認された偽薬としてあえて市販している唯一の分野が、ホメオパチーである。その信奉者たちは、「公認された」偽薬を製造し、時にはそれを処方することで、ホメオパチー全体が純然たる偽薬医療であると思われる危険性を免れているように思われる。乳糖顆粒が年間どれぐらい販売されているのかは不明である。製造している製薬会社のボワロン自身その正確な数字を把握することがむつかしい。「消費量はわずかでも重要な生産品であることに変わりありません。ただし年間当たりの総販売量は数百回分の用量にすぎません」†。乳糖は「特定の地域での偽薬の調整用」として使用されているだけである。ホメオパチーと同様に、純粋な偽薬は公けにはもはや時代遅れである。

事実、病院内では薬剤師の暗黙の同意と秘密厳守が得られるが、それ以外では、臨床医が一部の自分の患者について責任をとらされる危険を犯してまで純然たる偽薬を処方するという厄介《やっかい》な、または疑わしい行為をするのは間違いである。そんなことをしなくとも、医師はビタミン、稀少成分、アミノ酸、強壮剤、血管強化剤、記憶促進薬、循環強化薬などの秘密めいた麗々《れいれい》しい名前で、いかがわしい偽薬を無制限に使用できるのである。

しかし、療養費の還付が公的に保障されてはいても、患者の非難を覚悟しなければ医師が処方できない（というよりはむしろ処方しない）と言える分野がふたつある。そのひとつがよく知られているホメオパチーであるが、少なくとも薬が高度に稀釈されて使用される場合がそうである。「アボガドロの法則」によれば、この種の調剤では、吸収される薬剤中の薬効物質は統計上一分子も含まれていない程度である。薬剤から放出されるものは分子の面影《おもかげ》、薬剤の抽象物、象徴、観念、幻想にしか過ぎず、これを定義すれば、反証が現われない限り、純然たる偽薬と呼ぶほかない。

もうひとつの分野は、ミネラルウォーターと温泉業界による「水」の開発である。ミネラルウォーターの効用についてちょっと考えてみる人はいても、治療に使用される物質（一般には単なる溶媒としてしか用いられない水）に多額の投資がなされていることに気づく人はめったにいない。

ルールドの町（フランス南西部の町、カトリックの聖地）と世の悪徳商人たちが、ただの水を飲み薬に変えるという奇跡を生んだ！　いろいろな温泉の水を水道水と比較してみてほとんど違いのないことを証明しようとした人はだれもいない。一方、保険業界、銀行などの有名なグループは何世紀にもわたって、豪華な一流ホテル、カジノ、劇場、公園などから成るデラックスな温泉街を経営してきた。そして湯元によっては、皮肉なことに、純度の高いことを宣伝文句にした水の壜《びん》詰め工場を建設した。「さあ、買った買った、お安くしときますよ！　この水には不純物は一切入ってませんよ！　これを飲めば、すぐに……を洗い流してしまうこと請け合いですよ！」といった具合である。

† （原注）この数字と情報はボワロン社のボーム氏から提供されたものである。厚く感謝申し上げる。

しかし、温泉療法は多数の機能性疾患一般だけでなく、ときには器質性疾患にも効き目のあることは明らかである。ところが、温泉療法が推奨されるのは、環境の変化や社会生活と日常生活、さまざまな生活リズムなどの変化が求められるとき、豪華な生活をいささかでも楽しみたいとき、健康を目的とする食事療法などを必要とする場合などに限られることも同様に明らかである。

かつて植民地で暮らす人びと（市民、軍人を問わず）の消化器病の治療に用いられた温泉場を例にとってみると、年に一カ月間、ウイスキーを水に、唐辛子をレタスのサラダに、恐ろしいアメーバを私たちになじみ深い無害な細菌に、植民地での乱行を田舎での休息に替えて過ごすことは、（冗談ではなしに）疲れた植民者にとって好ましいこと以外の何物でもなかったに違いない。

衛生学と栄養学からして、このような療法が効果を発揮しなかったわけがない。腎臓疾患、とくに腎臓結石にとって、温泉療法が著効のあったことは確かであるし、低石灰質の水を毎日大量に飲用すれば、尿管を洗い流すことができたに違いない！

リューマチに関しては、事情はもっと明瞭で、一般的に言ってこの水に何ら格別な効力が求められているわけではない。運動療法士の手腕、水環境、泥風呂、トルコ風呂で暖まること、プール内マッサージなどが健康に良いのである。技術をもっていれば、水は問題ではないのである！

概して言えば、十分に検討してつくられた保健組織と医療の効率を誇るフランスが、おおっぴらに無原則な医薬品の処方をする一方で、偽薬効果を積極的に研究するという、二つの方面での世界的リーダーであることは注目に値する。これらの二つの方法に関しては、重要なのは処方の内容ではなく、処方の形式、治療の環境、常用している薬を中断してホメオパチーをとり入れること、生活を温泉療法に変えることなのである。ホメオパチーと温泉療法に対しては社会保障費から還付金がもらえるが、これは結局は順当なものである。というのは、自然環境にマッチした健康法、生理学的にもうなずけるやり方をとるこれらの二つの治療法を採用すれば、おそらく多数の医原性(iatrogène)*の事故を防げるだけでなく、ある程度まで患者に責任をもたせることによって、可能な限り向精神薬の使用を避けるようになる。そのことはエドアール・ザリフィアンによって的確に示されている。

危険がいっぱい

原則的には毒性をいっさい持たない薬である偽薬が、ふつうは四分の一から半数の症例について、疼痛《とうつう》や不眠の症状を治癒または改善することがわかると、いくつかの製薬企業は鎮痛作用や睡眠作用をもった公認の偽薬を市販できないか真剣に考慮するようになった。

疼痛と不眠は、事実もっとも頻度の高い機能性症状のひとつに数えられているもので、偽薬効果がもっとも発揮されやすい病状であることは疑いない。偽薬の市販化を企画する場合の利点は、開

＊（原注）iatros はギリシャ語で医師を意味し、医原病は医師に原因する疾患のこと。

発費がごく低額で済むことである。動物実験と臨床試験を行なうことによって毒性と催奇形性を調べる必要がないのである。主な難点は、秘密がすぐにばれてしまうことが確実であること、大衆はこのような子供だましの処方を承知の上でもらうことを必然的に拒否することにある。予想されるマスメディアの反応については言うまでもない！

先生、痛いんです

痛みは、それが機能性のものであれ器質性のものであれ、偽薬によく反応する。変形性リューマチ、血行性の間欠跛行《はこう》、月経不順、がん、そのほかに伴う痛みがそうである。痛みの原因と部位が極端に異なるさまざまな患者一〇八二人に関する十五篇の論文を分析したビーチャーは、生理食塩水の注射や乳糖の錠剤を偽薬として用いれば、平均三二・五パーセントの症例に効果があることを示した†。

手術後の疼痛の場合、偽薬とモルヒネを比較してみると、偽薬では四〇パーセント、モルヒネでは七二パーセントの症例に効果を示した。両者の効果の違いはそれほど大きなものではない。偽薬で改善された症例はすべてモルヒネでも同じように改善されたが、このことは偽薬を痛み止めとして用いた場合、その効果には何か生物学的な基本原理が潜んでいて、もしかしたらエンドルフィン様の作用機構があるのかもしれない。

もっとも興味あることは、これらの結果のすべてについてその標準偏差が小さいことである。この事実は偽薬に対する反応がかなり一定していることを反映していて、その鎮痛効果には普遍的なメカニズムが存在することを思わせるものである。

しかし、これは病的な痛みにのみ通用する仮説のようである。というのは、健康なボランティアを対象とした実験的な痛みの場合には、偽薬の効き目は明らかに劣っていて、その有効率は三・二パーセントにすぎない。しかし、ここでいう痛みとは本当の痛みなのだろうか、むしろ偽薬の鎮痛作用によって和らげられる苦痛なのではないだろうか？　実験的な痛み（それは一定の強さ以内に限定されたもので、必要があればいつでも中断できることが保証されている）によるストレスは、抑えの効かない「自発」痛から生じるストレスほど大きなものではない。

偽薬の鎮痛作用の一部が「抗ストレス」効果に依存していると考えれば、抑止することのむずかしい「病気」の痛みの場合にはうまくいくが、求めに応じて中断してもよい実験痛の場合には効果が小さいことが説明できる。

狭心症の痛みの治療は一九三三年以降エバンス*によってくわしく研究されてきた。この見事な研究では、亜硝酸ナトリウムからクロラールに至るまで、モルヒネ、ベラドンナ、ジギタリスも含めて十三種類の異なる治療の効果が前投与された偽薬と比較された。クロラール、フェナセチン、モ

†（原注）同じビーチャーが咳、船酔い、不安に対する偽薬効果でも同じような数値を得ている。彼はさらに偽薬効果はストレスがあれば増大するので、外科手術も偽薬効果として作用すると主張している。

*（原注）興味をもたれる読者はカコーのすぐれた論文を参照されたい（巻末の参考文献）。

ルヒネ、パパヴェリン以外は（この結果にはいささか疑問が残るが）、偽薬以上の効果を示した化合物はなかった。もちろん、治験は二重盲検法で行なわれたわけではないので、この結果にはバイアスが入っている。さらにもうひとつはっきりしていることは、前記の薬物にとっては具合の悪いことに、治療を治験の最後まで続ける意欲を持ち続けた患者が皆無だったことである。二年半続いたこの治験のどの時点で、治験実施者にとっても当時の医学界にとっても不安感が生じたのか、考えさせられる話である。

四年後、今度はゴールドと彼の仲間たちが一八九五年に導入されたキサンチンに関する新しい研究を発表した。その時までには、熱心な人たちが推進した臨床成績でも八八パーセントの好結果を得ていた。この成績も方法論的に断罪された。その結果は無残なものだった。キサンチンも偽薬もまったく同じ成績だったのである。キサンチン類化合物はこうして退けられた。以後、同じシナリオにもとづいた薬物療法に関する報告が蓄積した。狭心症に対する治験が相ついだが結果は失敗だった。

一九四六年、コーネル大学の支援の下にニューヨークで学会が開催された。この学会では、患者と主治医の両者の期待を裏切る危険性をもった「幻想の薬」は決定的に断罪された。ゴールドは、彼の病院の薬局方を引用して、必須とされている一六〇種の医薬品のうち少なくとも三分の一はまったく活性のないものであると考えた。狭心症に無効な医薬品をターゲットにしたこの「魔女狩り」に医学界全体が無関心ではいられず、反対運動が組織された。

一九四二年、エレックとカッツは狭心症の患者十七人についてパパヴェリンと偽薬の効果を比較した。彼らは恥ずかしげもなくパパヴェリン投与は優れた治療法であるとの結論を下したが、結果を数字で示さなかった。同じ著者たちが、イヌを用いたそれ以前の研究でパヴェリンの効果に確信を抱き、それをエバンスの治験を批判するのに利用したのは事実である。彼らによれば、エバンスは「投薬学の心得もなくパパヴェリンを利用した」という。

一九四九年には、アンレップとその同僚たちが、ケリンと偽薬を比較した治験結果を公表した。この論文の場合にも結果は数字で示されていなかったが、薬物の有効性が主張された。その序文には、あまりの純真さにほろりとさせられるような一文が書かれている――「ひとりの研究者その人が、ケリンの投与によって三年早く治癒した！」

次はヘパリンの出番である。グラハムと彼の研究チームは、この抗凝固薬の効果を明らかにした――ヘパリンの単独注射によって五十九人の対象者中五十五人が数日中に治癒したのに対し、偽薬として注射した血清は何ら効果を示さなかった！　この研究では、同じ患者が暗示には無反応であることを証明しようとして偽薬が用いられたのだが、治験が二重盲検法で行なわれたわけでも統計的な比較がなされたものでもないことは疑いない。ヘパリンに取り組んでいたもうひとりの研究者エンゲルバーグも偽薬を用いたが、それは偽薬に反応する患者を除外するためだった――両者の比較がなされたのではなかったのである。研究者というのはしぶとい確信をもつもので、それが次つぎに人をたぶらかすことになるのである。

さらに言えば、いくつかの数字を単純につき合わせてみるだけで研究者の熱狂ぶりが十分にうかがえる。一八九五年、狭心症の治療に用いられたある製品が八〇パーセントにも達する成功を収めた。しかし後になって、それは純然たる偽薬効果であることが判った。アムステルダムが行なった治験によって、狭心症の痛みをもつ症例の二五パーセントが、プロプラノロールと同程度に、偽薬によって改善されることが示された。プロプラノロールは非常に効果のある薬であるが、冠動脈撮影で客観的に確認できるような動脈硬化性の障害をもたない患者にのみ効果を示すことがこの治験でわかった。はっきりとした動脈硬化性の障害をもった患者では、偽薬効果はその四パーセントに見られたに過ぎなかった。この話に関しては、懐疑論はやはり悪影響を与えるわけだ！　しかし懐疑論もときには救いになることもある。その例として、内胸動脈の両側結紮《けっさつ》の歴史を見てみよう。

この巧妙なイタリアの外科手術は単純なアイディアにもとづいている。狭心症は、一般には、冠動脈の血液循環が不十分なことに原因がある。その治療法としてお勧めのやり方が内胸動脈を結紮する方法で、そうしておけば結紮箇所の上流で血流が盛んになり、結果として冠動脈への血液供給が増大することになる、というものである。この手術法は外科医と「リーダーズ・ダイジェスト」誌の記者、さらには患者の間に熱狂的な信者を生んだ。

しかし、この称賛の嵐の中ですぐさまいくつかの異論が聞こえ始め、その声も強くなってきた。そんな状勢の中で、外科医の一団が、少なくとも倫理的な考えに基づいて、独創的かつ大胆な方法を適用してみることに決めた。十七人の狭心症患者に麻酔が施され、その半数には本物の結紮を、残りの半数には皮膚の切開と縫合が行なわれ見事な傷痕が残された。つまり後者は偽《プラセボ》の手術ということになる。手術を行なう外科医の中立性を確実なものにするため、患者が麻酔をうける最後の瞬間になってはじめて、真の結紮を行なうのかそれとも偽の手術を行なうのかが術者に知らされた。

その結果であるが、臨床上の改善、および鎮痛を目的として投与されたトリニトロンの消費量は、ふたつの患者グループで違いがなかった。おまけに、症状が改善されたことが心電図で確認された唯一の患者は偽《プラセボ》の手術をうけた人だった！　ダイモンドらによって確認されたこの結果は、決定的にこの手術法の弔鐘を鳴らすものだった。この手術には危険が伴うことを考えれば、このようなやり方が葬り去られたのはまったく喜ばしいことだった！

事前に患者の同意を得ずに偽《プラセボ》の手術を行なったことを、患者の立場から倫理的に批判することはできるが、さもなければイタリア式手術の「栄光」の陰で犠牲になったかもしれない多数の患者を、この治験が救ったことは確かである。

先生、よく眠れないんです

不眠症の人が一夜ぐっすり眠ったあと、翌朝になってナイトテーブルの上に飲み忘れた眠り薬があることに気づくという話はよくあることである。一九八九年、われわれは治験を計画し、不眠症に対する偽《プラセボ》の煎じ薬の効果と、不眠症に効くと評判の植物成分を含む煎じ薬の効果を、二重盲検法で比較してみた。対照薬として用いる煎じ薬（後者のこと）とほとんど同じ味、同じ匂い、同じ色合いをもった不活性な煎じ薬（前者のこと）を作り上げる難しさは容易にご想像いただけるだろう。

被験者は毎朝、調査票に睡眠の様子を記入し、調査を担当した医師は二週間ごとに意見を書く。偽薬を投与されたグループ、活性薬を投与されたグループのどちらについても、治験の全期間を通じて、不眠症の改善が顕著であることが確認された。しかし、患者自身の評価による睡眠満足度（0点から10点までのスコア）では「活性をもった」煎じ薬が勝っていたのに、治験医たちの評価ではこれらふたつの治験群のあいだに統計的な有意差は認められなかった。

患者による評価（自己評価）と医師による評価（他者による評価）のあいだに違いがあるのは、おそらく何よりも不眠症状が不安定なためであろう。患者が記入した「夜の記録」を毎朝集めるのは、いわば治験期間中の睡眠の連続フイルムを撮るようなもので、神経質な人びとの睡眠の質に及ぼす日常の雑事の影響を統計上忘れさせることになる。それに反して、医師が行なう二週間ごとの臨床評価は、記録の回収の方法それ自体によって強く影響される。

患者が多少とも無意識のうちに、治療のために多大な努力をはらっている医師を喜ばせるべく、高い睡眠度スコアをプレゼントとして持参しようとして、診察日の前夜はとくによく眠ることは想像にかたくない。反対に、両者が緊張関係にあったり、患者が研究の方針や偽薬を与えられることもあるという事実に納得も賛成もできない心の中を隠そうとする時には、診察日の前夜はひどい不眠に悩まされる形で医師の罰が下されることになる。敵意を抱く患者の数が協力的な患者の数におよそ同じであれば、両者の違いはゼロ以外になりえないことは明らかである。このようなとくに不安定な状況下では、医師による情報収集の仕方にバイアスがかかり、そのために大きすぎるバックグランド・ノイズを生じ、それが調べようとしている睡眠の良し悪し以上に表面に現われてくる。結局は、ふたつの評価法の中では、患者による日々の自己評価のほうが信頼度が高いことになる。この治験結果はまだ追認されてはいないが、前記の理由から、偽薬よりも活性をもった煎じ薬のほうが客観的に有効であるように思われる。

表　偽薬の投与による主観的改善率

疾患または症状	主観的改善率(%)
パーキンソン病	6 －18
枯草熱	22
腸運動の衰弱	27
不安、ふるえ	30
痛み	4-20-30-50-60-86
咳	36－43
血圧への影響	51－60
飛行機酔い	58－61
胃潰瘍・十二指腸潰瘍	55－75－88
慢性関節炎 (患者の全身状態の改善)	80

偽薬が影響を与える分野

痛みと不眠以外にも偽薬の影響をうけやすい症状があるのだろうか？　その答えは明らかに「イエス」である。医学資料の「ラバス」第十一号から引用した別表から、対象となった疾患・症状の偽薬に対する反応率が分かる。

長い間、不安にはメフェネシンが効果を示してきた。しかしこの薬は幻想のくすりに過ぎなかった。それは実は偽薬だったのである。同様に、潰瘍の痛みは長いあいだ酸化鉄アスコルビン酸ナトリウムを用いた偽薬治療の魔術によって抑えられてきた。この偽薬による治療法の頼りないことを示すにはいくつもの治験を行なう必要があった。実際、今日ではこの薬を信用しない人が多くなり、必然的に効き目のない薬になった。

にもかかわらず、偽薬の力、すなわち偽薬効果の魔術を、もっとも神秘性の少ないものとして、医師も患者も仕方なく受け止めなければならないのだろうか？　この分野でなされた製薬企業の努力によって、偽薬のもつ神秘の壁は、言われているほど厚いものではないと考えられるようになっている。

2 神秘の魔術

偽薬の魔法がほとんどあらゆる医の行為に入りこむとしたら、いったい何がこの神秘的な現象の運び屋になっているのだろうか？　偽薬は、最初は物理化学的諸性質をもった単なる物質として医療の分野に持ちこまれるが、医師がそれを薬に見せかけて処方するわけである。しかしそれがすべてであろうか？

治療で魔法を操るには、処方が象徴する何かあるものと、祈禱師としての医師の役割も計算に入っているのではないだろうか？

表現の問題

そのときどきの重要度に応じて、医薬品の作用を修飾している要素は数多い。製薬企業は、治療すべき症状に応じて、その治癒を象徴するような製品の名称、サイズ、色、形、味を工夫し、自社製品の有効性を強調するために莫大な資金を投下するようになっている。

名前の魔術

ナポレオン一世皇帝の侍医だったコルヴィサールは、当時の医薬品の有効性に疑問をもち、かつその実態をよく理解していた。有名人の患者、とくに宮廷の貴婦人たちの便秘を治療する際には、彼はただのパン屑にすぎない *Mica panis* を使用した。ラテン語は――それがどんなにひどいラテン語であっても――医学の聖なる神秘を保護する力があったのである。

「メニペペの諷刺」の中で、この作者がつくった国に住むスペイン人やぶ医者のひとりがきらびやかな言葉を並べたてて、自ら調整した霊薬「地獄のヒグイエロ」または「カソリック化合物」の出来具合を自慢しているが、ほかにも似たような話がモリエールの「気で病む人」の中に出てくる。この話では、奇跡の飲物の象徴的な保護者が聖エグリーズその人となっている。いまでも、やぶ医者は奇怪な専門用語を印象深く並べたてて見事な混合調剤を処方することがあるが、神秘に満ちたこの処方には名前がつけられていない。あるいは暗号を秘密にせざるを得ないのかもしれない。同様に、ホメオパチーを信奉する医者も、複雑な名前のもつ象徴的重要性と、聖職者や学者しか使わないラテン語の神秘的な文字で記述した怪しげな魔術の重要性を完全に理解している。

要約すると、処方される物質に与えられる名称は常に大変に重要なものである。したがって、製薬会社は薬の名称を選ぶに当たって最大の注意を払う。

最近の話であるが、結局は日の目を見なかったある抗うつ剤があり、それにエクスプリーム

(*Xprime*) という名がつけられた。接尾辞のプリーム (*prime*) はうつ状態 (déprime) が魔法のように消え失せることを連想させる。エクス (X) は数学の未知数を表わすと同時に、秀才ぞろいの理工科学校の卒業生——未知数を解く数学の天才と思われている——を意味している。エクス：(X') にはできないことなどない、というわけである。もともとの意味は、ジャック・ラカンの言う連想の鎖を介して、処方の書き手と貰い手の双方に病気の神秘性を印象づけ、それに挑戦する医薬品に対して幻想を抱かせるというものである。

　また医薬品の名称には、天地開闢以来古くから存在する魔法の慣例に従って病気に巣食う悪魔を祓い、病気を抑えて結局は治癒に導くような意味がこめられている。

　中世にはすでに、患者が聖人に加護を求めるときには、いかがわしいような語呂合わせによって、問題の病気を連想させる名前をもった聖人を選ぶように気を配った。たとえば、眼病には聖クレール (sainte Claire : claire は透明の意)、節《せつ》には聖クルー (sainte Cloud : cloud は furoncle 節《せつ》の俗称)、びっこには聖クロード (sainte Claude : claudication はびっこをひくこと)、さらに頭皮の病気には聖イグナチウス (sainte Ignace : Ignace はイエズス会の設立者の意) といった具合である。現在では、不安 (anxiété) を鎮める薬にアナキシル* (*Ananxyl** : 接頭辞 *an* は不安 anxyl を奪いとるの意)、痛みをとる薬にアンタルヴィック (*Antalvic* : anti-alvic 痛みに対抗するの意) がある。

＊（原注）ここにイタリック体で引用されている名称はすべて登録商品名である。

医薬品の名称にも治癒を願う気持ちがこめられている。たとえば、セレスタ（*Séresta*）*を分解すると、*Séré*（—nité、穏やかさ）と—*sta*（—bilité、安定）になる。グロコスタ（*Glaucostat*）*は緑内障（glaucome）を安定させ、カタルスタ（*Catarstat*）*は白内障（cataracte）の進行を止める。ポンデラール（*Ponderal*）*は体重（poids）のバランスを保たせ、ディナボロン（*Dynabolon*）*は体に活力を与える（dynamiser）。もっとも美しい名前はウルバニール（*Urbanyl*）*であろう。これは心配性の人びとの気持ちをすっきりさせることになっているが、あまり効かないことが知られている。

接頭辞も常に魔法の力を借りて、病気とくに疲労やうつ病に打ちひしがれた哀れな患者を救い上げようとする。スレラン（*Surélan*）*、スールヴェクター（*Survector*）*、プロイアデン（*Prohiaden*）*、プロザック（*Prozac*）*、プロモティル（*Promotil*）*などはみなそのような意味がこめられた例である（*sur*：〜の上に、*pro*：〜のために）。もっとも凄い着想のひとつがアソンシル（*Ascensyl*）*であることは間違いない。これは改善に向かう確実なエレベーター（ascenseur）を意味する。健康な青い天国に身を置いた経験もなしにそれを連想することなど不可能なのに！

時には、西洋医学の原点となっている古い知識に、祈るような気持ちですがることもある。サルジェノール（*Sargenor*）は art（技術）と générer（生む）と or（金）の合成語で、すぐさま錬金術師の炉（アタノール、athanor）を連想させる。私がこの薬を病院内で処方するときは、いつもそれが院内処方薬としては認められていないことを忘れているのだが、そのたびごとに別の薬であるアルギニンのことを苛立たしい気持ちで思い出さずにはいられない。

アルギニンは安価なので、けちな薬剤師がサルジェノールの代わりに使うものである。組成は事実上同じであるが、アルギニンという名前は詩情に欠けていて、効き目は明らかに劣る代物である。おそらく名前がよくないために効き目が悪いのだとしたら最悪である。＊＊

無限小と無限大

錠剤の大きさは究極の効果に影響を与える。ごく小さい錠剤はその中に大きな力が集約されていると思われる。自分のスケールの大きさと男らしさに反して背丈の低かったことを、トゥールーズ・ロートレックは自嘲気味に「巨大な注ぎ口を備えたティーポット」にたとえて大胆に描いたが、それは強力な小人《こびと》の神話だった。また、飲み込みにくいほど巨大な錠剤にも大量の活力の根源が含まれていて、そのために効き目があると思われている。†

色と形から連想されるもの

中世には、「黄疸《おうだん》を癒すには、屋根の上に生えているオオバコを見つけ、それが枯れて黄疸も消えるまで朝晩小便をかける以外にない」といわれていた。

＊＊（原注）名前を明らかにしないことも薬の利用の一方法になりうる。日本では――薬の神秘性を強めるためと思われるが――公的病院から渡される薬の名前は患者に明かされないことがある。

†（原注）一般の人にとって、大きさの標準になっているのがアスピリンの錠剤である。

黄疸の症状が出ているあいだは、尿も色づいていることは確かである。そのため、当時は黄疸の黄色物質が尿中に排泄されると思われた。さらに、それが有害なことは、抵抗力の強い雑草といわれているオオバコが枯死することで証明された。これは毒物が流出していることの毒性学的証拠ともいえるものだった。尿が一種の除草剤として作用した結果、黄疸がたまたま治ったとほとんど同時に、オオバコが消え失せたのである。

パラケルスス（訳注　十六世紀に活躍したスイス生まれの錬金術師兼医師）署名による理論もまた、この章の重要性を示すものである。この有名な医師は事実、薬の形と色によって、その薬が作用する臓器を指定できると考えた。ケリドワンヌ（パパヴェラ属の植物）の乳液は黄色の薬であるが、それと同色の胆汁を作り出す肝臓の指定薬として用いられた。プルモネール（ボラギナ属の植物）の葉は、その形が肺臓を連想させるので、気管支炎の薬として使用された。

まったく同じ理由で、根が人体の形を想起させる朝鮮にんじんは東洋で重宝され、西洋でも次第に用いられるようになった。マンドラゴラの根も同じように、ミシェル・トゥールニエ作の「金曜日または太平洋の古聖所」の中で、薬として考慮の対象となっている。しかも今日でもまだ魔法はあちらこちらに満ちみちている。

二十世紀も押しつまった現在、近代設備を誇る製薬会社は、薬を記憶にとどめてもらうため、しばしば名前以上に重視される色と形のふたつの要素に大きな注意を払っている。実際、その新しさと使いやすさから、二分割ないしは四分割のできる抗不安薬の錠剤を患者が気やすく指定して求めてくることが知られている。色についても同様である。「ねえ先生、薬を処方して下さるなら、この黄色で薄っぺらな小さい錠剤にして下さいよ！」

緑、黄、青……色彩が象徴するものは今日の大衆の頭の中にしっかりと根をおろしているので、それが当たり前とされるようになった。

現在、緑は自然、自然環境保護、生物の汚染防止を象徴する色となっている。まったく同じ物質分子を含む精神安定剤（オキサゼパム）を同量用いても、客観的に見て緑色の錠剤のほうが赤色や黄色の錠剤よりも効き目がよいのは、おそらくそのためであろう。その結果は一目瞭然である！青色の丸薬の方が不安を鎮めるのにより効果があるという治験成績もある。鮮やかな赤色や黄色はむしろ刺激薬として働く。また栗色が好んで緩下剤に使用される理由を知りたいものである！さらには色彩が文化の壁を乗り越えて象徴的価値をもつこともありえないわけではない。

トーゴ共和国の首都ロメの織物市場では、「ベンツを乗り回すお母さんたち」がだれの手で運ばれてきたのかも分からぬカプセル薬を大きなビニール袋に詰めて売っている。彼女たちは、この色は「頭痛に効き」、あの色は腹痛に効くと正確に説明してくれる。その中のいくつかの薬品については、製薬会社によってカプセルの表面に記されたさまざまな記入事項と略字から、それが何であるのか特定が可能である。そんなわけで、ベンツ乗りのお母さんたちの説明が、しばしば公式に勧められている適応症の説明とまったく同じであることを知って驚くのである。

良薬は口に苦いか?

さまざまな薬のもつ苦い味と胸の悪くなるような臭いは、植物療法の分野で広範に開発されたものである。しかしこの問題は研究対象とされたことがほとんどなかった。

年配の読者なら、おそらく嫌な臭いのする真鱈《まだら》の肝油のことを覚えておられるであろう。虚弱体質や発育不全と思われた子供たちが無理矢理に飲まされたあの肝油である。「これは嫌な臭いがするけど、だからこそ、よく効くんですよ」。まったく児童虐待もひどい時代だった!

現在、西洋でもっともしばしば用いられている服薬法は経口投与によるものである——錠剤、水剤、シロップ剤、カプセル剤などがそれである。いっとき舌下錠が救急部門と救急医によって頻用されたことがある。錠剤が口内で溶ければ、「味蕾《みらい》からニューロンへ」薬が直接に浸透するという理屈である。

ヴィダール事典の中では一言も触れられていないが、発案者たちはそれを言外に受け入れられた療法としてためらわずに実行に移した。

数年前のことになるが、さる製薬会社がよく知られた舌下錠による投与法の利点を臨床的に確かめるべく、私に相談を持ちかけてきた。リヨン市の救急医の協力を得て私が組んだプロトコール(実施計画書)は簡単なものだった。救急医が患者に不安の発作を訴えられた時には、二重盲検法で処方することとする。すなわち、一群には偽薬の錠剤を飲ませると同時に実薬の舌下錠をしゃぶらせる。もう一群には、それとは反対に、偽薬をしゃぶらせると同時に実薬を飲みこませたのである。そして担当医は時計を手にして患者のかたわらで静かに待機し、不安が鎮まるのを待つというものである。その結果は製薬会社と救急医の予想を完全に裏切るものだった。二群のあいだには何ら違いが認められず、不安感は薬動力学的には予想もつかない、五分ないし十分という驚くべき速さで消失したのである。

切迫した状況下では、不安症の患者のかたわらで家具のように静かに座り続けていれば、次の発作の訴えを待ち受けるあいだ必然的に少しでもおしゃべりをすることになる。ただそれだけで強力な抗不安効果を生み出すのである。

錠剤をすぐに飲み込んではいけません。子供の頃おいしいボンボンをなめたように、錠剤が口の中でゆっくり溶けるようにしなさいよ。不安のことなど早く忘れてボンボン錠に注意し、親切で安心をさせてくれる父親のような先生に気持ちを向けなさい。先生は貴重な時間をあなたにとられても一向に構わないんですよ。おそらくこのような台詞のすべてが大きな偽薬効果を生むのに好都合なのであろう。まあそれはどうでもよい！　結局、唯一大事なことは結果である。

抗不安作用をもった舌下錠は今なお彼らに効き目があるわけだし、それに不平を言うものなどいないではないか？　しかし、この種のデータを考慮に入れて若手の救急医を育成し、もう少し多くの時間を割いて不安症患者のベッドサイドに足をとどめるようにさせればよいのではないだろうか？　この種の患者の診療に割く時間を気軽に延長するという簡単な行為だけで、しばしば治療効果を高め、その分だけ向精神薬の消費量を減少させるのに役立つ可能性は大きい。

どんな方法であれ、薬物が組織に移行していると認め、感じることが治療の効果を高めている。多くの病院や診療所では、患者がひどいうつ状態で診療を求めてきた時には、「治癒を促進するため」に抗うつ剤の持続注入を勧めることが慣例になっている。サヴォワ生まれのジャン＝ポール・シャバンヌは偽薬を用いた二重盲検法によってこの定説を確かめてみようと決めた。重度のうつ病にかかった患者たちはくじ引きで四つのグループに分けられた。

第一群には抗うつ剤が持続注入で、第二群には同量の抗うつ剤が錠剤の形で、第三群には偽薬が持続注入によって、第四群には偽薬が錠剤として投与された。もちろん、治験担当医も内因性うつ病患者も、どの患者がどんな治療をうけているのかは正確には知らされていなかった。十二日後（これは「真の」抗うつ剤の効果を評価するには短すぎる期間であるが、うつ病に対する偽薬効果を評価するためには十分な日数である）、治療をうけた患者二十八名のうち、九名は治癒、三名が改善、四名は症状が「好転する」という結果が得られた。

治癒および改善の結果が得られた患者十二名（患者総数の約四三パーセント）をグループ分けしてみると、実薬の持続注入と錠剤投与がそれぞれ四名、偽薬の持続注入と錠剤投与がそれぞれ二名だった。さてその結論は？　抗うつ剤の実薬を投与された患者の五七パーセント強が好結果を得たのに対し、偽薬の場合は二八・五パーセントの成績だった。この治験には限界があったものの（参加した患者の数が少ないこと、治験期間が短いこと）、抗うつ剤は偽薬にまさる好成績を得たのである。反対に、有効性と速効性に関しては、実薬の場合も偽薬の場合も、持続注入と錠剤の経口投与のあいだに差が認められなかったことになる。

抗うつ剤を持続注入法によって投与する場合には、可能性は小さくとも実際に起こりうる危険性（敗血症、リンパ管炎など）を伴うわけだし、またそれを実行する時には痛みも引き起こすことを思えば、この治療法を勧め続けることはいったい倫理にもとらないものなのだろうか？　その判断は慎重になされるべきである。

というのは、持続注入を受けることは、注入される中身が何であれ、うつ病を患っていることを正式に承認することになり、患者に重大な烙印を押すことになるからである。患者本人とその周囲の人の目から見れば、うつ病はもはや神経質とか無気力さを生むような心理状態のことではなくて、蘇生術を扱う部門で行なわれているのとほとんど同じやり方で真剣に治療すべき重篤な病的状態を指している。また、持続注入を行なえば、患者が「投げやりな生活を送ったり」、治療をあきらめたり、退行現象さえも招きかねない。持続注入を始めれば、看護婦は患者に対してより細心の注意を払いながら母親のような態度で接するようになり、無口な患者と無言で接触するようになる。それはともかく、上手にやれば、持続注入法は患者に再び希望を与えて治癒に向かうチャンスを高める可能性をもっている。抗うつ剤の持続注入法には合理性がないが、精神療法の一手段としてやってみる価値はあるというわけである。

医師が患者を受け入れてくれる精神病院を紹介する際には、今でもこの治療法を頼りにすることが病院送りを正当化するための有力な論拠のひとつとなっている。「あなたに（近代的な）治療をしてくれる病院を紹介したいが、そこでは持続注入が受けられますよ」。

しかしもし医療事故を起こして訴訟問題になった場合、判事が果たして薬理学的根拠もなく危険きわまりない医師のこのような印象主義的な立論を受け入れてくれるかどうかわからない。事実、アメリカ合衆国やオーストラリアでは、この治療法は無効で危険であるとして実質的には破棄されている。

似たような理由で、アルコール中毒患者用の数多い更正施設で「熱い注射」の神話が広がった。この熱い注射とは、硫酸マグネシウムを静脈注射する療法のことである。この物質には、それを注射すると静脈の走向線に沿って熱感を覚えるという特徴がある。そのほかには特別な薬理学的効果を裏づける証拠もないので、注射によって温められることからくる安心感だけが、患者にこれ以上アルコールを飲むまいという気にさせている可能性が高い。痙攣性体質者にカルシュウムまたはマグネシウムを静脈注射した時にも、これと同じ原理が働いているように思われる。

もっとサディズム的な例がある。治癒を「拒否する」のでヒステリー症か「頑固な人」と思われている患者が、あらゆる治療に難癖をつけ、終いには治療者側を怒らせてしまうことがある。このような場合には、「懲罰的な偽薬治療」を意図的に行なうことになる。そのやり方は、理屈の上では無害であるが、痛みを伴う蒸留水の筋肉内注射を行なうというものである。いかに世話の焼ける患者であるかを本人に「覚らせる」ためには、事実上無痛の生理的血清よりも、一般には蒸留水の使用が好まれているのである！

このことに関連して副作用の問題も考えざるを得ない。うつ病を例にとって、アトロピン（理論的には抗うつ病効果を持たないが、もっとも頻用されているほかの抗うつ薬と同じくらいの副作用を引き起こす薬物である）をとりあげてみると、偽薬として用いるアトロピンの治療効果は、副作用のないほかの偽薬の抗うつ病効果よりもすぐれている。さらに、少なくとも初めのうちは、医師も患者も薬の効果を判断するのに、多くはその薬理作用よりもいわゆる副作用の有無を目安にすることも明らかである。

ごく最近のことであるが、私はある薬剤「V」の治験に参加した。これは気分を安定させる薬剤で、古くからある薬ではあるが、特に耐薬性のすぐれたものである。二重盲検法で実施される予定のプロトコール（実施計画書）では、一カ月間を一期として連続した四期間を設定し、それらを順序不定に並べ、偽薬を二期間、「V」を二期間投与することになっていた。患者は一期を終了するたびごとに、過去一カ月間の経過から自分の状態を判断して、その間、偽薬と「V」のどちらを投与されたと思うかを答えることになっていた。

この治験の結果からわかったのは、二者択一の判断を下すときには、偽薬を与えられた可能性（二分の一の確率）は当事者のあいだで一様に忘れられているということだった。そのことを彼らにときどき思い出させる必要があることに私たちはすぐに気づいた。実はこれらの被験者たちは、主として、自分たちが副作用を体験したか、または体験したと思うかを問われていると信じていたのだ。この活性をもった薬剤にすぐれた耐薬性があったために、彼らは一様に勘違いしたのである。

判定を下す前の治験期間中、症状が好転したのかそうでないのかを単純に考えてみたことのある被験者はわずかだった。

処方の習慣

処方の習慣による偽薬効果の現象を証明するのは非常にむずかしい。しかし私の診療科で、試験の直前に怖《お》じ気づいた学生に対してもったいぶって処方することもあるゲルセニウム-15-CH(ホメオパチー用の薬)は、同じ状況にある私の子供たちに食事のあとに処方した場合よりも明らかに効果があるように思われる。子供たちが私のたくらみをうすうす見抜いていることは確かなのである！　診察の終了と治療の開始を告げる処方の儀式が薬の効果を高めることは確かである。

処方箋の力

処方する医師の中にはよくわかっている者もいることなのだが、処方箋はある役割をもっている。用紙の構成、印刷の形式、紙の色、それに何よりも用紙に印刷されているあらゆる種類の資格のリスト、証明書、肩書、勲章、呼称などは、それを読む者に強い印象を与え、用紙の下欄に書かれた処方の効果を高めることを目的としている。

さらに処方箋に記載された文字の癖は医師が違っても驚くほど似通っている。哀れな薬剤師だけしか判読できないような読みにくい筆蹟《ひっせき》を用いるのは、薬の使用に伴う危険性と正確な用量を人に知られまいとして最大の用心をしながら、ヒポクラテスの弟子（医師）たちがいつも使う手なのだろうか？

調べてみると、アラビア文字を使用する国々や、われわれの文字とは極端に異なる表意文字を使用している中国でも事情は同じようである。ノートに書きとりにくい講義は、医師のくずした書体と同じようなものではないかと思わざるを得ない！* 階段教室でノートをとる時に求められるスピードや、どんな状況にあっても処方箋を書く義務のあることを考えてみれば、この現象が理解できることは言うまでもない。多数の職業集団でも同じ議論がなされることはあっても、読みにくい文字を書くことはあり得ない！ 説得力を持った唯一の解釈は、処方の神秘性を維持し、かつ呪文のような書式を解読できる仲間としての薬剤師以外には秘密を洩らさない必要性にある。

事実、ある医薬品が処方なしでも自由に手に入るようになれば、その有効性の一部が失われてしまうことはよく経験することである。いったん医師の独占処方権が失われてしまえば、薬のもつ（薬としての）有効性と（毒物としての）危険性というふたつの可能性までが奪われてしまう。薬でも毒でもない代物になるのである。そんなわけで、アスピリンによる自殺はわが国ではきわめてまれである。

＊（原注）この本の著者は、だれがどのように思おうとも、規則を守る本物の医師なので読者は安心されたい。

診察という盛大な儀式

天才的やぶ医者だったノック先生が、村人たちに親しげにされることを嫌い、どんな場合にも「先生」と呼ぶように求めたのは虚栄心からではなく、尊敬されることで信頼が増し、結果として治療効果を高めることになることをよく心得ていたためである。

治療に肩書と資格が役立つことは明らかである。胃潰瘍《かいよう》に関するある治験で、同じ偽薬が無作為に分けられたふたつの患者グループに違ったやり方で投与された。第一のグループに対して新しい有望な薬という名目で投与したのは医師であり、第二グループに投与したのは看護婦だった。第一グループで好結果を得たのは七〇パーセントだったが、第二グループでは二五パーセントに過ぎなかった。

似たような話だが、診察待ちの患者リストが数カ月にも達するような高名な名医（彼は患者にとっておきの治療を施すべく、さまざまな助手たちに取り囲まれ、複雑な技術環境を整えて患者を受け入れる）が処方した場合には（まったく不当なことに思えるのだが）、その治療効果は地味な医師の場合に比べると格段によくなる可能性が高い。ここでいう地味な医師とは、自分ひとりで秘書役もこなし、処方箋を書き、診察し、だれもが一日に何度も面会できるような医師のことである。

そんなわけで、アメリカ合衆国ではひとかどの医師であればどんな人でも、ありったけの資格証明書と卒業証書をきれいな額縁に入れて診察室の壁に上品に飾りつけている。フランスの権威者もそのことは承知ずみで、決まりきったやり方で瘰癧《るいれき》（頸部リンパ腺結核のこと）を治すのも医師を昇任させるのも最高権威者の権限であるということになっている。残念なことに、権威者の威信を傷つける恐れのある場合には、比較対照試験によって治療効果を判定する研究は、現在でも認められていない。まあしかし、この権威を尊ぶ慣習がいささか成果を挙げているのだと言えなくもない。現在の医学界のお偉方たちが試しにやってみるのもおもしろいと思うのだが……。

物の値段

「ピュルゴンさんの処方料は四フランもしませんでしたよ。三リーブルまけて下さいよ……今日は、もう……八種のくすりと、それに……浣腸器を十二本もらったんです。先月は、十二人の医者にかかり、二十本の浣腸器をもらいました。今月は先月より身体の調子が良くなくとも、ちっとも驚くことはありませんや」。モリエールは当時の医学を信用していなかったのだ。そればかりか、彼はおそらく病気にかかる費用、つまり病気の重篤度と治療効果の関係をよく理解していたのだと思われる。何事も結局は償われるべきもので、診察には薬代で支払うことになる。

治療効果は費用次第である。このことを最高に理論化した分野が、精神分析療法であることは疑いない。無料の治療には何の値打ちもないのである。われわれの先生のひとり、ピエール・デュボールは、分析療法がはかばかしい成果をあげられないように思われるときには、患者に小切手ではなく現金で支払わせるべきだと指導してくれるのが常だった。でも、働いていない既婚の女性に精神分析療法を行なう時には——職業柄よく理解できることなのだが——その支払いは、とりもなおさず自分が稼いだものではないお金を支払うことになるが、彼デュボールの説明によれば、治療に対して大きな障害となり、治療効果が失われるという。

さらに、これも彼の話なのだが、多くの女性はお金が象徴する意味の理解ができていないので、同じ金額であっても、現金で支払わせるほうが小切手やクレジットカードで支払わせるよりもはるかに治療効果が上がるという。かのフロイトでさえも、患者の支払い能力を精神分析療法の適用を判定する際の主な基準のひとつに数えており、彼の手紙の中でこの点を強調している。

人間の問題

しかし、処方者の資格や治療の経済的側面よりもっと大事な要因がある。それは臨床医と患者の治療に対する態度である。処方内容に対する配慮と確信が何よりもその基本となっている。

説得力について

確信が基本をなすという考え方は、ジスルフィラムの導入の歴史の中で明らかになったことである。

ジスルフィラムとは、アルコール中毒者に飲酒を思い止まらせるため予防的に投与される薬物である。この薬の服用後二十四時間以内に一滴でもアルコールを飲めば、発赤、発汗、めまい、抑制のきかない悪心・嘔吐を伴った極度の不快感が生じる。また、心悸亢進と動脈圧の上昇が生じるので、いっそうアルコールの吸収が促進される（当然、酔いが早くまわり、悪酔いしやすい）。

問題は、アルコール中毒患者が常に理性的であるとは限らないこと、それに、朝に「番犬」（ジスルフィラムのこと）を飲み忘れることがあって、その日は薬による罰を受けることなしに無茶飲みできることである。それに対処するため、医師たちはこの薬の埋め込み技術を考案した。皮膚を切開し、その下にジスルフィラムを数錠埋め込んで皮膚を閉じ、一ないし二箇所の傷痕を残すだけという簡単な方法である。このアイデアは巧妙なもので、その効果も明らかだった。すなわち、埋め込み後六ないし十二カ月のあいだ、大部分のアルコール中毒患者は飲酒をすると直ちに顔面が紅潮し、無粋な嘔吐をせずにいられなかったのである。

しかし、このアンタビュス効果（訳注 酒飲みの抑制効果の意）の集団研究が直ちに実施され、対照群とほとんど差のないことが認められた。約一年後、埋め込まれたジスルフィラムの取換えが計画され、医師は前回埋め込み手術を実施したところと同じ箇所（目立ちにくく比較的無痛の身体の部分）の皮膚を再切開し、「思慮分別を招く錠剤」（ジスルフィラムのこと）数個と交換した。切開部分がひどく被嚢していないかぎり、前回埋め込んだ錠剤は完全に元のまま残っていて、ジスルフィラムはまったく吸収されていなかったことがわかった。すなわち、ジスルフィラムのアンタビュス効果は純粋な偽薬効果だったのである。

残念なことに、数年後には多くの人びとがジスルフィラムの埋め込みによる飲酒の抑制効果を信用しないようになり、そのためこの手術は行なわれないようになった。術者の自信も十分なものとは言えなかった。昔埋め込み手術を受けたアルコール患者が今でもまだ私の診察室に来て、「皮下の番犬」を埋め込んでくれとしつこく求めることがある。そのたびごとに、私は患者の腫れ上がった肝臓を触診しながら、私自身も自信がもてないことをひどく残念に思っていることを告白しなければならない。

ブルーノ・ムーニエの警句、「人は自分が偽薬効果を生み出していることを知らぬが故にいっそう（偽薬）効果を生むのである」は、この種の観察によって部分的には正しいことが立証されている。しかし、そのすべてが正しいわけではない。ある治療分野でどれだけの自信をもてるか、さらには暗示をかける能力をもてるかを自覚していることは、必ずしも治療の妨げにはならない。むしろ反対に、ほかの分野で自分の限界を知るのに役立つのである。このことは、英国はサウザンプトンのさる一般医によって行なわれた治療によって見事に示されている。

K・B・トーマス医師は、彼の患者から二百人の機能性疾患の患者（腹部、頭部、背部、咽喉部の異常を訴える者、疲労感、咳《せき》を訴える者など）を選び、百人ずつの二グループに分けた。そして第一のグループには、診察を終えるにあたって正確な診断名を告げ、「すぐによくなるでしょう」と熱意をこめて断言したのである。第二のグループの百人に対しては、症状が良くならなければ数日後にまた来院してもらいましょうと告げた。そして二つのグループそれぞれの五十人に対して偽薬を投与した。その結果は、「肯定的な」診察を行なった患者グループの六四パーセントに症状の改善が見られたのに対し、「懐疑的な」診断を下した患者グループの改善率は三九パーセント、また偽薬を投与された患者では五三パーセントが改善され、投与されなかった患者では五〇パーセントだった。したがって、この治験の場合の偽薬効果は、偽薬の錠剤そのものよりも、患者を安心させるような説明をしたかどうかという医師の態度によって引き起こされたものであることは明らかである。付け加えて言えば、保健衛生の分野はひどく予算が不足していると主張していた当局が、この種の治験に関心を示さなかったことは、まったく驚きだった。

しかし、患者に配慮することの効果は、一九六四年以来エグバートらによって明らかにされている。彼らの治験では手術待ちの患者が二群に分けられた。第一群に対しては麻酔医が通常の回診を一回行なっただけなのに、第二群に対しては術後の疼痛とその性質、その予防法についてくわしい説明がなされた。その結果、第二群では鎮痛薬の求めが半減し、平均して二日早く退院することができたのである。

薬を処方する際に患者に与えられる説明はもっとも重要なものであり、この本の中で引用されている臨床例はみな、処方の際に付け加えられる言葉――「この薬を処方して差し上げるのは……が目的ですよ」――の重要性を示すものばかりである。しかし説明だけでは十分ではない。自らの信念を自信をもって手短に説明することも重要であり、医学教育の過程で、未来の医師たちに対してコミュニケーションの仕方を教えることはまったく理に適っている。

さらに言えば、どんな製品であれ、それを売り込むときには、もっとも近代的な情報伝達技術で養成されたセールスマンでなければ、よいアイデアは思い浮かばない。しかるに彼らは、医薬品は正確な情報伝達を伴って初めてその有効性が発揮され、安全性を保てるものであることをよく知っているはずなのに、医師に正しい情報を伝えると称してなぜいろいろと破廉恥《ハレンチ》なことをするのだろうか？　要は、状況に応じた演技をするなど、物事を少しでもよく理解させるためのあらゆる技術が医学研究の柱のひとつになるべきものなのである。

ところが患者に安心感を与えることのできない医師がいまだに数多い。医業にはこのようにちょっとしたコツがあり、またそれが必要であることを医師に、そして患者にも覚えてもらうことが、この本を書いた目的である。そういったコツを、組織的にではなくとも（医の倫理を最大限厳密に考慮しながら）意識して活用すれば、それはそれで称賛に値することであり、また医学の偉大さを称揚することにもなる。

患者のおかれている状態が（医師に対して）不平等な関係にしている。最高権力者といえども嘆願する状況に陥る。合理主義者でさえもわずかな希望にのぞみをつなぐ。秀才でさえもどんな説明でも鵜《う》呑みにする。患者を弱気にし、やぶ医者をもうけさせているのはこの劣等感である。しかし、患者のこの傷つきやすい心こそが医師の人間性を絶対に必要とするものである。手品師や奇術師が演技するように、上手な臨床医ならば、意識してあるいは無意識的にも、患者が病気を克服し、自信を取り戻し、安心し、不安を静めることができるように、いくつもの独特の冗談を適当に利用する。どんな医師でも、場合によっては、はったりをかけたり知っているふりをすることができるだけでなく、そうせねばならないことがある。

「この薬を飲めばすぐに治りますよ」と十分な確信をもって予言してやれば、投与される薬の作用を大いに高めることになる。このようなはったりは「治癒」効果を促進するので、結局はまったくの嘘だとは言い切れない。

信念の力

ある新しい向精神薬が市販されたとき、まだ若いインターン医だった私は、会社から派遣されてきた医薬情報伝達者（メディカル・リプレゼンタティヴ、略してＭＲ）の説明に特別な印象をうけなかったことを覚えている。この薬を投与した最初のふたりの患者は副作用が発生したため派手な失敗に終わり、すぐさま治療を中止せざるを得なかった。そのことがあって以来、施療者側はこの薬に対して否定的な態度をとり、また（無理もないことなのだが）ほかの患者たちの不信もあって、私の科では二度とこの薬を処方することはなかった。

しかし、その次に実習生として勤務した病棟ではこの問題は解決ずみで、この薬は通常の使用法では有効であり安全であることが明らかだった。私たちは、ある薬の治療効果というものは、その一部はＭＲの説明次第であるということを確認するには至らなかった。

とはいうものの、新しい製品であることがその効果を著しく高めることもありうる。新薬の宣伝期間中、とくに薬局に配置される数カ月前の慣例となっている試供品提供の期間中には、その製品の見本が抜け目のない情報担当者とその仲間たちによって医師団に提供されることがよくある。「先生、私たちが公式に宣伝を始める前に、何かに使ってみたいというお考えがおありでしょう。自由に差し上げられる手持ちの試供品の数も少ないのですが、先生には何箱か置いていきますよ」。また、次のように不実な台詞を言い足すこともある。「先生方みんなに差し上げられるだけの持ち合わせがありませんので、このことはどうかほかの先生方にはおっしゃらないで下さいよ」。すると医師も心得たもので、患者には次のように伝えることになる。「私たちはこの薬をテストしてみようと思っています。できたばかりの新製品です」。もっとひどいのになると、次のように言う者もいる。「この薬はアメリカ製ですよ。まだ売り出されていないので、手に入れるのがむずかしいのですが、とくにあなたのために私が入手したものですよ」。こうなると、患者に伝えられる内容は倍増していることになる。

つまり一方では、この医師がアメリカでも有名であることをほのめかしているわけであり、他方、患者に対しては最大限の好意と言えるほどの特別な配慮をしているように思わせているのである！　結局、そう言われた患者はありったけの誠意をもってこの新薬を快く受け入れ、病気を徹底的に治そうと努める。新しきことは良きことかな……というわけである。したがって、新薬の販売開始前後の特定の期間中は、その有効率が対照薬に比して高いのは驚くに当たらない。一般的には、画期的新薬でないかぎり、有効曲線は徐々に正常化し、数カ月後には平凡な類似薬と同程度になる。

これらのふたつの実例は、偽薬効果を生み出すのに必要な三つの要素――治療の本当の力または見かけ上の力、医師の信念、患者の参加――の相互作用を見事に示している。試験薬に対する患者の信頼は治験に際して事実上大きな役割を演じる。強い信頼を生み出す要因のひとつに、それが権威者による説だということがある。

たとえば、高名なノーベル化学賞受賞者だったライナス・ポーリングは、ビタミンCが複数の疾患、とくにインフルエンザと風邪《かぜ》に効くと唱えた人物である。この化学者がもしノーベル賞を獲得していなかったら、全世界で何百万人もの人が何トンものビタミンCを消費するようなことにはならなかったであろう。しかし、ある特定の分野でノーベル賞を得ていたからこそ、たとえば私の門番がほかの分野について論じる場合よりも大きな権威をもてたのではないだろうか？

そんなわけで、インフルエンザに対するビタミンCの効果について研究が行なわれ、否定的な結果が得られた。続いて風邪についても調査研究が実施された。その結果、ビタミンCは風邪の発生頻度、期間、重篤度に「軽度ながらも確かな影響」を与えることが示された。慎重な著者たちは、この結果にはバイアスがかかっているのではないかと警戒した。というのは、治験に参加したボランティアたちは、投与されたものがビタミンなのか偽薬なのかを見破ることがあり、実際、彼らの中にはどちらを服用するのかという賭にはだまされない者が相当数いたのである。それにもかかわらず興味を引いたのは、あらゆる報告書を綿密に読んでみると、偽薬を与えられたのにそれをビタミンCだと信じていた者は、ほんとうにビタミンCを与えたのにそれを偽薬だと思っていた者よりも風邪に罹る者が少なかったことである。ビタミンCはそれを信じる場合のみ風邪の予防と治療が可能なことになるが、このような事実がわかっても医師と患者がビタミンCを信頼し（医師は規則正しく処方し、患者はそれを平然と飲む）続けずにはいられなかったのである。しかし、この治験の結果から、ビタミンCの効果はたんなる偽薬効果にすぎないと信じるべきではない。

事実はその反対で、ビタミンCは偽薬と比較した対照試験で効果が証明された最初の薬と言えるものなのである。一七四七年、英国海軍の外科医だったジェイムス・リンドは、同僚とともに、乗組員にしばしば定期的に被害をもたらしていた重篤な壊血病に強烈なショックをうけていた。彼はほぼ同じ症状を示していた十二人の壊血病患者を選び、それを二人ずつ六組のグループに分けた。そしてそれぞれのグループに違った飲物を与えたのである。すなわち、一日一リットルのリンゴ酒、安物のブランデーを基剤としたエリキシル剤（アルコールに溶かして作った薬のこと）、ヴィネガー（ぶどう酒から作った酢）、当時流行していたエレチュエール（蜂蜜の中にさまざまな粉末を混ぜて作った薬）、海水、オレンジジュースとレモンジュース、の六種の飲物である。そしてオレンジジュースとレモンジュースを飲んだ者だけが目ざましいほど回復するという結果を得た。

それにもかかわらず、リンド自身でさえもその結果を本当には信用せず、患者にはとにもかくにも転地療法*を勧め続けた。リンドの発見が人に知られて治療に応用されるまでには、長い年月と航海に関する古い記録の調査が必要だった。

治療に対する患者の信頼感の多寡から、偽薬効果を生むのに好都合な性格的要素について何らかの結論を引き出せるものだろうか？

ある特定の患者に対して偽薬が奏功するかどうかを予測しようとしても、それがうまくいったためしはひとつもない。ヒステリー患者がほかの患者よりも「偽薬に対する反応性が高い」といった古くからある医学上の観念も打破すべきである。また、多くの医師は偽薬に対してよく反応する人間は知性のないしるしであると思っている。

これらのふたつの考えはどちらも間違いである。ヒステリーが基礎にあって偽薬に反応するという考えは、偽薬効果は器質的な基礎疾患をもたない機能性疾患にのみ関連するという仮説から生まれたものである。数多くの器質性疾患がこの偽薬効果現象の影響をうけること、また完全なノイローゼでなくとも機能性症状が発現することを思えば、この仮説が間違いであることは明らかである。腰痛症、不眠症または胃炎を一度も経験したことのない人たちの存在が、私に初めてこの解釈を思いつかせてくれたのである！

この信念を抱くに至ったもうひとつの理由は、治療がうまくいかなかった場合、それを患者のせいにするという、多数の医師がもっている悲しい習慣である。患者が錠剤を正しく服用しないため、あるいは無意識のうちに攻撃的性格を示すため治療が失敗するのはよくあることである。これは決して医師の過失ではない！　私が専門とする診療分野である精神科の場合、権力者のように振舞っ

＊（原注）当時の考え方では、船乗りがこの病気に罹るのは、船に乗ることで海風に当たることが原因だとされていた。

ている（意地悪な）患者が——もちろん無意識のうちにではあるが——全力をつくして診療にあたっている哀れな（人のよい）医師を窮地に陥れるように立ち回ることが、仲間うちでよく話題になる。医師が治療の失敗の責任をとることをたびたび拒否すれば、しばしば患者の恨みと憎しみを買うことになる。

どんな患者の場合であっても、そこで使われるヒステリー、逃避反応、被暗示性などの多数の形容語は何よりも医師の恨みを表現しているものであり、実のところ、科学的診断とは無縁のものなのである。同様に、広く流布している考え方に反して、知的レベルは偽薬に対する感受性とは関連しないことが多数の研究によって示されている。言い換えれば、ある偽薬に対して正の反応を示したからと言って、それは必ずしも精神薄弱の徴候なのではないということである。聡明なはずの医師といえども、すべての人と同じように、偽薬によく反応するのである！*

しかし、偽薬に対する患者の感受性に影響を与える特徴的性格といえるものがいったい存在するのだろうか？　おそらく、順応主義者、しかるべき動機のある場合、医師に対する期待、信用しやすい性格、素直な性格の持ち主など、規則をよく守る性格が偽薬効果を生むのに好都合なのであろう。

投薬の変更をどう受け止めるかに関しては特にダンカンらによって研究されている。

彼は偽薬に感受性をもつ人たちを二群に分けた。その一群は内向的で非社交的な性格をもち、「自発的に」反応する人たちであり、もう一群は外向的で社交的な性格をもち、「状況に応じて」反応する人たちである。めいめいのグループには二種類の純粋な偽薬が中身を知らされずに——一方は精神安定剤、他方は興奮剤の名目で——順次与えられた。この告知によって生じた不安を分析してみて、「自発的な」反応者たちは精神安定剤に対する恐れよりも興奮剤に対する恐れのほうが小さかったのに対し、「状況に応じて」反応する人たちは興奮剤を怖がることが判明した。この治験から得られた結論は、その人の性格の特徴に応じて、精神安定剤を装った偽薬にはよく反応するが偽の興奮剤には反応しない人がいる、ということである。

しかし、人が違えばまったく逆のこともありうる。LSD、アンフェタミン、モルヒネ、ヘロインなどさまざまな医薬品の効果について、健康なボランティアを対象として行なわれたいくつかの研究でも、似たような結論が得られている。これらの薬品に対する反応は変化に富んでいて、ヘロインについては「非常に気持ちよい」から「非常に不快」まで、アンフェタミンに関しては「高揚感」から「鎮静感」まで、まちまちな結果が得られている。これらの結果は、ロールシャッハ・テストで得られた結果（ひとりひとりを麻酔薬に対して慣れ易い人とそうでない人に分類している）と一致しているだけでなく、めいめいが薬に対して抱いている精神的・社会的観念によって変化することも示している。

群居することが薬物分子の薬理効果に最も重要な影響を与えることはネズミで実証することがで

＊（原注）むしろ普通の人以上に反応するかもしれない。

きる。事実、この小動物の場合には、アンフェタミンの毒性はネズミを隔離しておく場合よりも集団化しておくほうが増大する。この事実からも明らかなように、偽薬効果というものは（たとえ生水を用いた場合でも）単純な予断を許さないものなのである。影響する因子はあまりにも数多いので、偽薬効果が発現しやすい患者のタイプを明確にすることは、不可能とは言わないまでも、非常にむずかしいことのように思われるのである。

非常に独自な錬金術

どんな偽薬にも普遍的に反応する患者などいないのならば、どんなばあいにも偽薬効果を引き出せる医師は存在するだろうか？　偽薬効果とは、ある治療で通常期待されている効果に対してある効果がプラスされたものである（場合によってはマイナスのこともあるが）ことは明らかである。どんな場合でも、この違いに気づくのが医師である。うまくいけば診察室の評判を高めることになるし、悪くすると評判を落とすことにもなる。医師としての能力、親切さ、自由に診察をうけられること以外にも、患者が求めているのは結果にほかならない。それでは、この結果とは何にもとづくものだろうか？　何よりも、処方した薬の効果を高めることができる医師はいるのだろうか？　その答えは「イエス」とも「ノー」ともいえる曖昧なものである。

ジュール・ロマンはノック先生の中に、村内のすべての人びとの心を引きつける能力は医師の個性であることをいちはやく見てとったに違いない。重要なのは相手を治療することではなく、相手が病気であること、その病気については自分（医師）がよく知っていること、その病気の治療に巧みであること、そして結局は病状がよくなるであろうことを納得させることなのである。この作者は治療の新しい局面を切り開いたわけではないが、このはったり名人のノック先生がしばしばめざましい効果を挙げたに違いないと断言する！

十七世紀にはすでに、医化学者だったジャン＝バプティスト・ファン・ヘルモントが「交感療法」を唱えていた。彼はこの療法について次のように述べている。「したがってこの交感療法とは、交感薬を症状に合わせて用い、期待を抱いているこのバルサム（バルサムを含む鎮痛剤のこと）を使いこなすようにしようという考えである……それができるようになれば、この交感薬は、それを上手に用いればよりすぐれた効果をもたらすことがある。私は、この薬に愛情と期待をこめ、患者のために良かれと願って優しく接すれば、すばらしい効果のあることにいつも気づいているのである」。

したがって、医師の手先の器用さが治療効果をよくするのはもちろんであるが、それだけでなく、医師の情熱と「患者のためを思う愛情」が必要であるとする考えがバルサム剤の効き目を支配しているのである。そこには、医師の個性と態度が与える影響に関して偽薬効果と相通じるものがある。またこの考え方は、後にフロイトが唱えた（精神分析療法での）逆転移の基礎にもなっている。

そこでここでは、その答えは「イエス」ということになる。なぜなら、医師の熱意、カリスマ性、患者に対する配慮、費やした時間、同情、憐憫《れんびん》、安心させる能力、それに何よりも処方に対する自信などが成功のための重要な秘訣になっているからである。しかし、その答えは同様に「ノー」でもある。というのは、とくにすぐれた個性をもつ医師を除けば、これらの医師の特質はすべて対面する患者に応じて変わるだけでなく、その病気によっても変わるからである。

実際、同じひとりの医師があらゆる分野において等しく変わらぬ熱意を患者に伝えられることはまれである。潰瘍について豊富な経験と確かな知識をもっている医師がこの病気の治療でよい成果を挙げることはできても、たとえば、あまり興味をもたないし治療も下手な高血圧や座瘡の分野で成功を得ることはおぼつかないのである。

開業して数年後には、医師が患者を「選び」、反対に患者が医師を選ぶようになるのはおそらくこの理由からであり、それはまったく当然のことなのである。患者がかかりつけの医師に惚れ込む理由はさまざまで、「いささか悲観的にものを見る人だが、非常に慎重で何物も見落とさない」ことであったり、「とても熱心な人で診察のたびに励ましてくれる」と医師の長所を賞めそやしたり、患者を遠慮なく叱りとばす気むずかしい医師がきつい禁煙令を守っている患者のところで煙草を吸うことだったり、ほとんど口をきかないけれども慎重な医師だったりするのである。

あらゆる患者やあらゆる病気に対して等しく名医である者などいはしない！　未熟な医者の卵が自信を得てある定まったテーマに興味をもち、自己形成の一部として病気を多少とも正しく勉強してみようとするには（したがってその治療にとくに巧みになるには）、それまでの読書や実地研修の経験、試験の成績、学位論文のテーマ、大学や病院の指導者のカリスマ性、最初の患者のどんな病気の治療で成功を勝ちとったか、などの要因が働くのである。

ある分野で能力が高まるほどますます自信も深まり、自信が深まるほど偽薬効果を生みやすくなる。それが治療の魔術なのである。このような一般医は高度の能力をもつようになるので、たとえば老人医学の分野でその能力と説得力を発揮することになる。しばらく経つと、この「老齢のご婦人たちの心を捕える術を覚えた医師」は、多数の老人を引き受けるようになり、彼らにますます特別な配慮をするようになる。このような医師は、不平を言うことなど考えもしない老紳士のサークルから感謝され好かれることになる。しかし一方では、老人科を専門とするこの同じ医師が患者に優しく思慮深く接することはできても、成年層の目には、それはいささかぐずで優柔不断と映りかねず、彼らをいらいらさせ、もっとエネルギッシュで、てきぱきと診療をする別の有名な臨床医のところに足を向けさせることになりかねない。

このようにしてしばらく経つと、町医者の診療所では特色のある個性をもった患者、特定の疾患や臓器を診療の対象とするようになる。病院での仕事は楽しいものとなり、各地の診療所から送られてきた患者にその病気の種類に応じて確定診断を下し、それにもとづいて治療を加える。町中の精神病院では、どの医師が診療が「上手」か、だれが強迫神経症を得意にしているか、だれがヒステリー症の専門家なのかがよくわかっている。あなたがどんな病気なのか言ってくれれば、どの医師がよいか教えてあげますよ！　ということになるのである。しかし、どんな研究でも、医師の態度や性格だけで偽薬による治療がうまくいくかどうかを予想することに成功したものはない。その意味では、ラブレーや彼以前にもヒポクラテスの言ったことは正しい。医学とは医師と患者と病気という三人の役者間の戦いであり笑劇である。

偽薬の薬動力学

読者が今や、偽薬は本当に活性のある薬物であり、どんな人でもどんな病でもその魔術から逃れることはできないものだということを納得して下さったのなら、これまでに明らかになった薬理学的特徴をここに要約の形でまとめてみよう。

処方の技術マニュアル

投与方法：静脈内注射、筋肉内注射、錠剤、坐剤の順で偽薬の効果が減少する。点滴薬は特に有効である。というのは、患者に点滴数を詳細に数えさせることで、治療への参加意識と関心を高めるからである。

作用が現われるまでの期間：一般に偽薬は実薬よりも速く効き出すものである。そのデータは痛みとうつ病の場合に特に明瞭である。古典的な治療では原則として2ないし3週間を要する。ひどいうつ病の場合でも、患者によっては1日ないし2日後に良い反応が現われる。時には、治癒したと思えるほどめざましい回復が見られる！

活性のピーク：最高活性が発現するのも速い。痛みの場合、アスピリンの偽薬効果は1時間後にピークに達するが、実薬としてのアスピリンの効果がピークに達するのは2時間後である。

作用の持続期間：偽薬の効果は平均して2週間持続する。特に痛みの場合がそうである。しかしこの数字は大きく変動する。長期間（40週）持続する偽薬効果については、「パニック障害患者」†のグループの中で調査が行なわれている。40週後には、偽薬を投与された60人の患者のうち、42％がパニックに襲われなくなり、38％が明らかに改善されていた。偽薬に反応した患者の中の27％については、不安の一般レベルが82％も減少していた。この数字は、この疾患の重篤なことと発作の再発の可能性が大きいことを考えれば、まったく驚異的なものである。著者は、偽薬に対してよく反応する患者と抵抗する患者を臨床的に識別しようと試みたが、特別な要因は何も見出せなかった。良い反応を示した患者は、1週間以内に快方に向かい始め、40週続いた治療期間中しだいに回復し、

† （原注） アメリカ学派による精神病の分類で「《パニック障害》」と呼ばれる疾患（ＤＳＭⅢ）は、不安の急性発作またはけいれん質の現代風の呼称である。これは治療に反応しないことのある重篤な疾患で、発作がしばしば繰り返されるので、患者は次の発作（予期不安）を恐れて生活するようになる。そのため、待避行動（臨場恐怖）をとったり、心気症（医者変えや検査好き）に陥ったり、中毒（アルコール中毒、トランキライザーや薬物に対する依存心）になったり、さらにはうつ病の形をとった「代償不全」に発展する。したがって、これは重篤な疾患であり、概して慢性に経過する。

ついには医者離れするようになった。診察を打ち切った1カ月後でも、彼らは健康であった。このような結果をどう解釈したらよいのだろうか？　患者の中のある者はどう見ても自然に治癒したと思われる。その他の患者の場合は、診察のたびごとに受けた励ましと配慮が重要かつ十分な助けとなって良い結果が得られたものである。事実、パニック障害に対してもっとも効果のある治療法のひとつが認識を行動に結びつける精神療法で、これは方向づけの原理に基づいた治療法である。綿密で安心感を与える診察それ自体が強力な方向づけをする力をもっており、その効果が1年のあいだ毎日維持されているようであれば、より大きな力を発揮する。特異的要因（精神療法）と非特異的要因（偽薬効果）それぞれの関与の重要性については、調査医がいくらでも患者を励ましたり献身的に治療することまで認められているだけに、このプロトコール（実施計画書）では両者を区別することはできない。それでもやはり、パニック障害患者のある者が投薬1カ年のあいだ偽薬だけに反応したことに変わりはない。

用量 - 効果の関連性：結果が不十分な場合、その効果を上げるため偽薬の錠剤数を増やすことでうまくいくことがある。たとえば、不安 - 抑うつ症候群は2錠よりも4錠を用いるほうが改善度がよい。いくつかの実例は今でも語り種になっている。偽薬によって動脈性高血圧の治療に成功した男性患者が晩の服薬を中止したところ、過度の「精神緊張」を来たしたという例がある。同じような治療をうけていたもうひとりの高血圧患者の例では、食欲の割合には急速な体重増加が認められた。そのため投薬量を半量に減らし、4錠から2錠にしてみたところ、体重は安定した。偽薬の効果は累積するようであるが、ある期間を過ぎるとその効き目は使い尽くされてしまう傾向がある。偽薬の効果は実薬の効果や精神療法のような他の治療法の効果を強めるものである。毒性のある薬物や習慣性になりやすい薬剤の用量を減らしたい時には、一連の治療のプロトコールの間に偽薬を挿入してみると有効なことがある。

依存性：偽薬に対する薬物中毒がいくつかの例について報告されている。それはモルヒネ中毒と似ていて、禁断症状を伴うが、その程度は軽い。

副作用：偽薬には時には（むしろしばしばといってよいほど）副作用が伴い、さらにマイナス効果を示すことさえある。この現象はひとまとめにして不快薬《ノーセボ》（nocebo）効果と呼ばれている。間欠跛行について行なわれた調査では、偽薬によって治療された患者の37％で副作用が見られた。偽薬を対照とした二重盲検法によってベンゾジアゼピン類を調べた研究が多数あるが、この場合にも、活性薬による治療群よりも偽薬による治療群の副作用発生頻度が高い。ここに掲げるふたつの表はラバス医学資料第11号から引用したものであるが、これらの表は副作用の発現頻度と偽薬の毒性をまとめたものである。

さまざまな研究結果を比較対照しながら再構成してみると、不快薬効果にはどんなものがあるか明らかになる。頻度の高いものから順に並べてみると、眠気（24・7％）、疲労感（17・2％）、胃腸障害（16％）、知的集中の困難（13・2％）、頭痛（11・6％）、顔面のほてり（11・4％）、ふるえ（11％）となる。その一覧表を見ればごく一般的なものであることが分かる。副作用は、投与された偽薬のタイプ、患者の個性、それに治療の対象となる症状次第で決まるようである。期待される効果と、対照薬またはすでに投与された薬剤が悪影響を及ぼす可能性を考慮すれば、抗うつ薬を

ピリベンザミンと偽薬の副作用の比較*

副作用	副作用の発生数	
	ピリベンザミン	偽薬
眠気	37	30
頭痛	26	42
悪心	17	8
めまい	24	15
神経質	13	15
口渇	29	30
不眠	13	6
総計	158	146

*100人ずつ2グループについて実施（Labaz No.11, Brownによる）

偽薬の毒性†

症状	偽薬による治療をうけた患者数	偽薬によってトラブルをおこした患者数	
		患者数	%
眠気	72	36	50
頭痛	92	23	25
重苦しい感じ	77	14	18
知的集中の困難	92	14	15
睡眠	72	7	10
悪心	92	9	10
口渇	77	7	9
脱力感	57	5	9
興奮	77	6	8

†Labaz No.11, Beecherによる

装った偽薬の副作用は鎮痛薬として投与された偽薬の副作用と異なっていることは確かである。抗うつ薬をもらえると期待していたのに、実は知らぬ間に偽薬を投与されていたうつ病患者は容易に副作用を発現したが、それらは患者本人が実薬の副作用であると思っていたものである。——眠気、

便秘、口渇などがそれである。不安症の患者を対象に、ネフェニシンか偽薬のどちらを投与された患者であっても、その10ないし20%の患者の症状が悪化した。偽薬を投与された患者のうちの3人には重篤な副作用が発現した——投薬の中止によって消失したび慢性斑状丘疹性紅斑、迷走神経性の症状（悪心、血圧低下、発汗）、血管-神経性浮腫がそれである。もっと重篤な副作用が発現した例もある。知覚喪失、悪心、皮膚病、じんましん、聴覚または視覚の喪失、下痢、嘔吐、幻覚、けいれんなどがその症状である。ある患者の場合、偽薬を服用した直後、目が見えなくなり、めまい感と悪心が生じ、「口のまわりのしびれ」を感じた。

3 手がかりは増える

偽薬と呼ばれているものとそれを用いた必然的な結果として偽薬効果が生まれることが確かなら、すなわち治療の結果が「科学的に」予期されたものと同じであることは決してあり得ないとすれば、この奇妙で人騒がせな現象がいったいどんな仕組みで現われるのか、それを理解する必要がある。もちろん、場合によっては、治療の魔術は時間という道具を用いて説明することが可能である。条件づけ理論、生物学、精神分析、社会学、心理学などのそれぞれの立場で意見があるが、そのいずれもが論理的なものではない。

時間の理論

痛ましい運命をたどったトロイでは、カサンドラが満場一致で決定的な宣告をうけた。彼女の罪は何だったのか？　思い上がったトロイの町が包囲されて陥落し、廃墟になるという未来の災いを彼女が予見し公衆に告げたのである。悲劇を見通していたがため、彼女に責任が負わされたのだ。

今日でも、天気予報官が明日のガーデンパーティの直前になって雨の予報を発表すれば、意に反して恨みと憎しみを買うことになるのは珍しいことではない。一般的傾向として、われわれは自分では気づかぬままに、予徴とそれに引き続いて生じた出来事（むしろ生じたように見えるというべきかもしれない）とのあいだに因果関係を構築しがちなものである。複数の出来事を結びつけそれらのあいだに因果関係を確立するというこの自然の傾向は、大部分の生物で見られるものであり、偽薬効果の仕組みを説明するのにもっともしばしば用いられる説のひとつである。これがいわゆる「前後即因果の虚偽」（時間的前後関係をただちに因果関係に結びつける誤り）である。乙が甲に引きつづいて起こった、したがって甲が乙の原因であるというのがこの考えであるが、それは誤りなのである。

生物の条件づけ

ほとんどの生物は条件づけが可能である。たとえば、ハトは知能指数の高い動物であることは疑いない。しかしハトに穀粒を与える直前に、くちばしの届くところに置かれた円盤を光らせるようにしておくだけで、ハトの感覚が変わる。ラカン流の言語学を好む人なら、それは鳥なりのある種の換喩であると思うだろう。実際に食物が与えられるのを待っている間、つまり（円盤の）照明と穀粒の提示という二つの事象が起こるあいだにハトはいろいろな行為をし、愚かにも円盤をついばみ始める。ヒトといえども、どう見てもばかばかしいこの種の行為から逃れられるわけではない。

多少とも不安な気持ちで待っていれば、自らの中に潜む非合理的なものにまどわされやすいものである。

そのことは、たとえばほかの利用者がすでに行き先階を押してあるエレベーターを人が使うときの行為に如実にあらわれる。閉まるまでのかなりつらい思いをする数秒間、閉じ込められた空間内で少々いらいらしながら、エレベーターが思いがけない階に向かってスタートしはしないかと、皆がいっせいに目を光らせて不安に思っている。このような時にしばしば経験することだが、途中で乗り込んできた人が自分の希望の階のボタンが点灯しているのを確認したのに、ごていねいにももう一度それを押すのである。

時系列的証拠

二十年ほど前のこと、米国の心理学者ジョン・ガルシアが動物の思考のあるメカニズムを明らかにした。ラットを一四、異なったさまざまな現象――音による信号、痛みを伴う電気ショック、甘味（サッカリン）、中毒――のあいだにあらゆる関連性があるがごとく、それらをいろいろに組み合わせた状況下においてみる。それを体系的に学習したラットは、完全に誤ってはいるがきわめて当然のように、一方では痛みと音の間に、他方では中毒と甘味のあいだに因果関係を構築する。痛みをサッカリンのせいにしたり、中毒を音による信号のせいにすることは絶対にない。そして実際に、ラットは甘い食物に対して嫌悪感を抱くようになる。これもまったく当然のことながら、ラットは中毒から自然に回復する直前に与えられた食物を好むようになる。

実際もっと単純に考えてみれば、一連の出来事が時系列的に起こっているのに、われわれはそれを薬の効果だと思い込んだり、あるいはむしろ非常にしばしば薬の効果であると信じ込まされているのだとも言える。その上しばしば経験することだが、薬の処方によって治癒したのだと信じさせるには、治癒に先立って一回の診察と一枚の処方箋があれば事が足りるのである。次の病気を患った時には、この薬かほかの薬を飲むことが治癒を予告するものとなり、そのために治癒が容易になるわけである。

たとえば、インフルエンザは変化が早く原則として自然に治癒する病気である。一般的に言えば、通常の経過を辿る場合、インフルエンザの病期は二相性を示す。「発病→回復→再燃→治癒」の経過で進行するこの病《やまい》は「インフルエンザのV」と呼ばれるにふさわしいものである。もしある薬が二日ごとに与えられ、しかもそれがそのつどたまたま回復期の前に当たっていれば、患者も主治医も薬の服用と病気の好転とのあいだに因果関係がある――間違ってはいるがそう思うのは当然――と強く思い込むことになる。「この薬を服用するたびに、その直後から病気が良くなったような気がします」。同様によくあることだが、病状がふたたび悪化したとき――これは通常は短期間であって自然に治る病気――に治療が加えられると、その直後から急速に回復したのは当然のこと治療のせいにされるのである。

時系列的な因果関係はもっと疑ってみるべきであり、さらに言えば、このような因果関係は法学者の目からみて証拠とはなり得ず、「ただの推測であって否定できないものではない」として結論が留保されるものである。

この現象の商業への利用

広告業者は多少とも意識しながらこの型のメカニズムを破廉恥にも故意に利用する。そのような「宣伝広告」の一例が、イタリアのミネラルウォーター（定義によれば、純水はもっとも純粋な偽薬である）について、「マリークレール」誌に掲載されている。その文章は特に叙情的である。そこにはこのように書かれている。

「前世紀には、別荘暮らしをしていたミラノの貴族、詩人、音楽家がこの霊水を用いたが、この水は、それのもつ数ある長所の中で、とくに知性とインスピレーションを刺激するものだからである……。このすばらしい、少しばかり混じり気のある水は、まさしく全イタリアを象徴する永遠の味がするので、レオナルド・ダ・ヴィンチ（彼はこの水に絵筆を浸して使った）もその創造性と才能の一部をこの水から汲みとったのであろう」

この文章は、いくつかのアイデアが巧妙に組み合わされて作成されたものである。すなわち、創作者たち、なかでも最大の巨匠レオナルドがこの水を飲んでいたので、この貴重な飲物と才能のあいだには関連性があることになる。さらに、彼の才能が永遠であることはだれもが知っているので、この現代の青春の泉から湧き出る飲物は不老長寿を運んでくるに違いないとごく自然に思わせるのである。

このタイプの「時系列的証拠」こそが、さまざまな革命的・奇跡的治療法の効果に対する信頼の大多数を生み出す元となっている。それらの治療法は、自然に治癒する病気とか多少とも進行が早く予知しがたいさまざまな症状を伴いやすい病気に関わりがあるだけに、成功するチャンスが大きいのである。

たとえば、多発性硬化症は神経障害を伴って急性に発症する重篤な疾患であるが、病状の寛解期には完全に「治癒」したように見えることもある。この寛解の期間は非常にまちまちであるが、長期にわたることがある。多数のやぶ医者どもが彼らの神秘の薬（一般に高価である）でこの病気を治せることを自慢にしているが、この病気の性質が変わりやすくかつ絶望的な状態にあるだけに多数の患者と家族を納得させることができるのである。多発性硬化症の症状の特徴が不安定で放置しておいても可逆的であるために、これらの不幸な患者たちがやすやすと餌食《えじき》にされたわけだ。

一方、パーキンソン病は絶え間なく進行する不治の病なので、原則的には詐欺とやぶ医者から免れているのである。

順序か結果か？

偽薬の作用のメカニズムには多数の要因が関わっているが、そのひとつとしてある薬品の摂取とある症状や疾病の治癒とが連続して起こることが挙げられる。ある物質（薬理学的にも不活性なものでも）を与えられると症状が治まる「癖」のついた人は、同じものを与えられるたびごとに治癒を「再現する」傾向がある。それは偶然の一致ではなくて治癒への条件づけであり、その人にとって疑いなく偽薬の作用メカニズムの一部をなすものである。

より基本的には、文明人には本質的に科学的ロジックを崇拝する人がいて、そのような人では発病→診察→処方箋→服薬→治癒の順序で進行する病気の治療の中で、錠剤への真の条件づけが成立している。彼らは、もうすでに治癒を約束する信号となってしまった薬剤とよく似たものを服用するだけで十分なのだ！

倫理上の理由、それに残念ながら地政学的な理由から、決して実現しそうもない治験は、偽薬の錠剤と活性物質の錠剤を対比して、ジャン゠ジャック・ルソーのいう空想上の善良な未開人（言い換えると、文明に一度も接したことのない被験者）に二重盲検方式で投与してみることである。少なくとも、不活性な錠剤が第一回目の投与で偽薬効果を示すことはあり得ないと断言できる。このような錠剤は何も象徴しはしないからである。

ほかにも、非常に純粋な偽薬効果は、ヒトをまず活性のある錠剤、ついで不活性な錠剤に反応するように条件づけた場合に容易に見うけられる。

不眠症の患者はバルビツール酸の錠剤と青色灯を併用したときに寝つくように訓練される。偽薬がしだいに睡眠薬にとって代わる。患者は青色灯が点灯していれば眠り続ける。やがて偽薬を与える必要すらなくなる。まったく西洋人とは薬剤の影響下で治癒するように条件づけられた人種なのだ。場所、人名、用法、目的、成分（活性の有無にかかわらず）などを処方箋に書く行為は青色灯に相当するものであり、そのこと自体が治癒の前兆となるものなのである。患者は、治癒を予告するものとしての薬剤の影響下にあって病気が治ることを期待しているので、治療効果がいっそう増幅されることになる。この点にこそ偽薬効果の一部が位置づけられるのである。

行動心理学者が明らかにしたこの話から、小児と動物で偽薬効果の存在しうる理由が理解できる。小児と動物の両者とも親と飼主を介して完全に条件づけすることが可能なのである。

生物学者の自然防御

レヴィンは、患者に関する生物学的研究の初期のある論文の中で、偽薬によって誘導される鎮痛で果たすエンドルフィンの役割を実験的に示している。この研究は、本テーマについて哲学的ないしは認識論的な立場をとらない公表論文の中でも最も早期のもののひとつである。

この論文は歯科手術（局所麻酔下での親知らずの抜歯）後の痛みに触れたもので、偽薬によって誘導される程度の鎮痛効果は、阿片《オピウム》様物質の作用を特異的に阻害する分子ナロキサンの投与で消失することを示したものである。この研究の結論は当然のことながら、偽薬はエンドルフィン類を介して鎮痛効果を発揮する、というものである。生体内で分泌されるこのエンドルフィンという奇妙な物質にはモルヒネと同じ作用があり、とくに私たちの体が痛みと戦ったり喜びを感じるときに用いているものである。

この研究はすぐさまゴールドシュタインの反論にあった。彼は、催眠薬の劇的な鎮痛効果がナロキサンで拮抗されないことを示したのである。ガウデイの推測的解釈によれば、偽薬によって誘導される程度の鎮痛効果の土台には暗示があるのであって、エンドルフィンの作用するメカニズムが関わっているのではない。レヴィンのこの仮説は、われわれの知るかぎり、偽薬の作用の生物学的メカニズムをもっともらしく説明した唯一のものである。しかしながら、ほかにも自然な防御機構という生理学の立場に立つ仮説もいろいろ考えられる。というのは、偽薬効果は、定義によれば、医学が好むかあるいは少なくとも医学に邪魔されない自然な防御メカニズムの直接的結果として表われるものだからである。

九十四歳になるある患者の事例はここで紹介しておくに値する。

長い一生のあいだ、春が来るたびにこの患者は枯草熱に悩まされ、まわりの人たちからいつも笑い者にされていた。彼のくしゃみの音量はすさまじく、唾まで飛ぶほどだった。春になるたびに彼はくしゃみをしたのである。しかし一度だけ例外の年があった。歴史家によれば、あの忌まわしい一九四〇年は特別に日照り続きの暑い春で、そのとき彼は妻や子供たちとともに侵略者から逃れて疎開し（訳注　第二次世界大戦中のドイツ軍占領時代のこと）、麦畑の中の干し草小屋で寝起きせざるを得なかった。この年、彼は一度もくしゃみの発作に襲われずに済んだ。

推測を交えて解釈すれば、このような現象が起こったのは彼にストレスがかかり、それに伴ってコルチゾールの分泌が増加した結果であると思われる。学生の口述試験のとき（幸い春に行なわれることがきわめて多い）、公衆の面前で演説家が話すとき、コメディアンが演技するときなどの状況下では、急性のアレルギー症状がほとんど見られないのも同じ理由によるものと思われる。この仮説は、アレルギー患者を試験という環境においてみれば、きわめて容易に検証できるであろう。先験的には、偽薬の処方者が説得力のある態度を示す術を心得ていれば、アレルギーを発症する危険性をもった学生を安心させ、したがってストレスのレベルを低め、結果としてくしゃみの数を増加させるに違いない。

パーキンソン病患者で経験する「安心感を与える暗示」の顕著な効果（ごく一時的なものであるが）については、逆の解釈が可能であろう。パーキンソン病は、ドーパミンに富む中枢神経灰白質のある部分が進行性に破壊されることがその本質的な定義であり、この神経伝達物質の直接の前駆体であるL‐ドーパを補給することがその治療法となっている。ドーパミンは随意運動だけでなく感情の制御でも重要な役割を演じているが、このことからパーキンソン病の患者の極端に興奮しやすい性格がよく理解できる。推測的な話ばかりになるが、さらに経済的な見方をつけ加えると、医師から与えられる自信の回復によっていわばドーパミンが貯蓄され、以後、一時的ではあっても中枢神経灰白質でそれをより自由に使えるようになるのだ、と考えることができるだろう。

非薬理学的な諸要因の影響下で症状が軽くなるとか、一時的ではあってもある症状が消失するなどの実例は、偽薬効果をよりよく理解するための有用なモデルとなる。偽薬効果とは、広い意味では（いささか度を越した言い方になるかもしれないが）次のように定義できるであろう。「手の打ちようのない症状であるにせよ、薬理学的に活性な物質や特に有効な治療法につけ加えるものであるにせよ、ある治療の関係の中で観察される非特異的な治療効果のすべてを指す」

　この定義はまさに心身医学的アプローチの基礎となっているものである。

重篤な疾患への心理療法

心理的介入によって重篤な疾患の予後を完全に変えることができるという考えは新しいものではない。精神分析学者の中には、たとえばグロデック（初めのうちはフロイトお気に入りの弟子であったが、後に破門された）のように、どのようにしてある種の疾患をまたたくあいだに治したのかをきわめて詳細に記載した人がいる。たとえば全身性の浮腫であるが、彼は、巧妙な演技と温泉療法と厳しい減食療法の効果の組み合わせだけで治療に成功した。

　現在この療法のアメリカ版が復活していて、研究者によっては心理療法がある種のがんの治療でめざましい成功を収めたと宣言するに至っている。ジャック・ダンツェルは、カリフォルニアのある心理療法家が長いあいだ彼に送り続けてきた手紙を紹介している。それには、この心理療法家が患者のひとりに対し、左肺の腫瘍が職業上の悩みごとに由来するものであることをどのようにして明らかにしてみせたかが綴られている。そのため、彼はこの腫瘍の消失を目的とした心理療法を開始したが、その結果についてはあらかじめ自信があったので、この患者をふたたび当初の悩みごとに直面させ――もちろん科学に基づいた計画のひとつとしてだが――腫瘍が再発しはしないかを確かめようとしたものである！

一九七九年に行なわれたスクラーとアニスマンの実験は、この考えをさらに強固にするものである。マウスに植えつけられた腫瘍細胞は、そのマウスを逃れられないショックに曝しておけば、より急速に増殖して高い死亡率を惹起する。ラットを用いたもっと緻密な実験によって、「前もって知らされた」――つまりショックを予知できる――状態においておくだけで影響があらわれることが明らかとなった。すなわち、物音か光によってラットに予告しておくと、ショックを与えてもリンパ球の増殖を妨げないが、前もって予告しておかないとそのショックがリンパ球の増殖を有意に妨害するのである。この実験は、腫瘍の増殖においていわゆる主観的な諸要因が重要であることを示しており、統合中枢の要因が絡んでいることを意味している。

一九八二年に発表されたヴィシンテナー、ヴォルピセリ、セリグマンらの研究は、この観点からみるときわめて興味ぶかいものである。これはラットを使った実験であるが、腫瘍――この実験で使用したのは増殖中のウォーカー256肉腫――を皮下注射によって五〇パーセントのラットに定着するように移植する。用いたラットはすべて同系に由来しているので、遺伝的にもみな同じである。腫瘍を移植した二十四時間後、照明下でもまだ眠っている間に、ラットを三群に分けそれぞれ異なった三種の「環境」下におく。

第一群は対照群で、ケージに入れて平穏な状態で放置しておく。このグループは比較のための基本となるものである。第二群は電気ショックによる痛みを与えられるグループで、それに対してラットが行動をとれないようにしておく。電気ショックから逃れることもそれを制御することもできず、耐えるしかない状態にしておくわけである。第三群は第二群とまったく同じ時間、痛みを伴う電気ショックをうけるものの、ペダルを踏めばショックを制御できることをいち早く学習したグループで、このペダルにはそれを踏めば、自分がうけるショックを中断できるだけでなく、第二群がうけるショックも同時に中断できる仕掛けをしておく。したがって第二群・第三群とも完全に等量の電流つまり痛みの刺激をうけることになるが、第三群は第二群とは違って、状況を制御する方法を身につけているわけである。一カ月後、すべてのラットが殺され組織検査が行なわれた。腫瘍の定着率は、対照群では五四パーセント、第二群では六三パーセント、第三群では二七パーセントであった。したがって、このこの実験条件下では、ストレスを生じさせる痛みの刺激そのものが——もしラットが自らの置かれた状況を制御できるならば——がん性腫瘍の効果的な治療法になると断言できるであろう。

がん性腫瘍と免疫力の欠如

がんの研究分野では、乳癌の予後を占う重要な要素のひとつが、患者が病気の本態について知らされたときに示す反応のタイプに表われる、ということが広く容認されている。

「何もかもお終いだ、死を待つしかないわ」と言ってがっくりする人は「戦って病気に勝ってみせるわ」(ファイティング・スピリット)と答える人よりその予後がよくない。

ギャリーンはすでに、乳癌は多血質の女性よりも陰気な女性を襲うと主張しているではないか？　痛みのストレスを制御できれば、何らかの理由でラットでの(がん細胞の)分裂を阻止する効果を示すという事実から考えると、がんの治療に役立つあらゆることを熟慮してみるべきであろう。がん患者を説得して治療の進め方とその考え方により緊密に参加してもらう――もちろん患者の精神力と知力の程度に応じての話だが――ことが有益であるし、むしろまったく欠かせないことだと言えるのではないだろうか？　そうすることが、がんで見られるストレスの制御を容易にし、したがってだれしもが拒否しようとは思わないような偽薬効果を得るチャンスを高めるもっとも簡単な方法なのではないか？

このような事実から、われわれは中枢神経系と免疫系の関連性の問題に行きつく。両者とも発生学的に共通の起源をもち、その大部分が同じ化学伝達物質を用いている。両方ともが自己を攻撃することによって悲劇的な反応を引き起こすことができる。

パニックの発作とアナフィラキシー・ショックは、整然と維持されているからだ全体の中の反乱分子的存在という意味で共通しているではないか？　神経衰弱と自己免疫疾患は、お互いに異なってはいるものの似通ったタイプの自殺様式ではないか？　さらには免疫力の低下も話題になるのではないか？　「寡婦《やもめ》におけるリンパ球機能の低下」の題で一九七七年「ランセット」誌に発表された有名な調査によれば、ボストンの寡婦二十六名について、配偶者を失った二週間後と六週間後に調べてみたところ、リンパ球の数に異常は認められなかったものの、その免疫機能の強度な低下が長く続いていた。別の疫学研究によれば、たとえば女性の関節リューマチの始まりは、対応に苦慮する生活上の出来事に大いに関係するという事実が明らかにされている。この例でも、神経にかかるストレスが免疫の混乱を引き起こしているわけだ。

中枢神経系と免疫系のもつ数多くの合目的性の中で、両者とも外界との連絡、情報の蓄積または記憶、情報への応答などの似通った能力を有している。そのどれにも高度な順応性がある。さらに、自律神経系(交感神経と副交感神経)について言えば、その役割のひとつはいわば「所属する領域の監視を管理すること」であり、それは中枢神経系(政府)の監督下にあるだけでなく、リンパ器官の神経による支配(裁判所)と同じく刺激と攻撃に対する局所反応(警察)において特別に重要な役割を演じているように思われる。この隠喩によって、感染学でもがん学でも認められるある種の心理学的メカニズムをよりよく理解することができる。

この隠喩から同様に理解できることは、安心感を与える医師(疾患に対して、なかんずく治療においてある方向性を示すことができる医師)は、患者の病気のプロセスを部分的に抑制し治療効果を高めるための神経・心理系と(または)免疫系の活性化を惹起することができる、ということである。このような現象を生態学とか魔術とか偽薬効果とか、いずれの呼び方をしようがそれはどうでもよいことなのだ!

血圧と精神的緊張

おそらく、偽薬効果の解釈はその標的となる系によって変わるものであり、また神経系にも免疫系にもまったく同じように関わりをもっている。たとえば心臓学の場合、正確な数字で表示できる高血圧は現に最良の実験モデルとなっている。

数千名の高血圧の人々について、正式にインフォームド・コンセントをとった上で行なわれたオーストラリアとイギリスの研究者が共同で行った降圧試験では、偽薬と有効薬を比較しながら三年間にわたってその効果が調べられた。研究者たちはその結果に大きな失望を味わうことになった。というのは、この期間が終了してみると、偽薬を投与された高血圧者の中で無視できぬほどの割合の人々が正常血圧になっていたのである。この治験の開始時には、治療開始の目安となる拡張期血圧の数値を決定できるだろうと期待していただけに、研究者たちの失望は大きかった。

治療の開始時には、多少とも神経質な患者であれば、検査のせいで血圧が上昇し不安をかき立てられる結果、神経性の高血圧になることがよくある。この現象は検査を受ける環境と関連性があり、アメリカ人はそれを「白衣症候群」と呼んでいる。これは一般的な話だが（しかし患者によってはより顕著にあらわれる）、血圧はかかりつけの医師よりも病院の医師が測定したときのほうが高い。同様に、看護婦よりも医師が測定したときのほうが血圧が高くなる。逆に、患者自身が測定すれば血圧は低く出る。

この現象は、産業界ではホウソーン（ウェスタン・エレクトリック・カンパニーの工場名）効果の名で知られているものに近い。

この工場での労働環境を改善するため、照明器具の光度を三通りに変えてみることで生産性を上げるためのよい科学的条件を探り出そうという案が労働者に提示された。すると、この提案者が新しい照明器具を設置する前にすでに、該当する工場の生産性が有意に改善されていたのである。生産性を向上させたものは気配りであるが、これは重大な事実でありながら、医学と薬学の研究でしばしば忘れられたり無視されたりしているものなのである。

先ほど引き合いに出した治験の話に戻るが、おそらく心臓学者の企画した国際的な臨床試験に参加しているという事実だけで（この先生は国際的にも有名な人なのだと思うので）、安心感を「増す」効果があり、血圧が正常になるのであろう。精神的緊張を和らげれば血圧は下がるという事実は、神経生物学の立場から説明することが容易である。すなわち、ギャバ*（GABA）受容体を刺激してやれば不安感を人為的に低下させることが可能であり、また同じギャバ受容体が他のほとんどの系についてもその活動を低下させる特性をもっていて、血圧を支配しているカテコールアミン系もそのひとつなのである。

この治験からいくつかの結論を引き出すことができる。

第一に、降圧治療を始める前によく考えた上で血圧測定を繰り返したり、場合によっては「ホルター」（睡眠中も含めて二十四時間連続測定できる器具）を装着する必要がある、ということ。第二は倫理の次元の話になるが、偽薬による高血圧の治癒もありうるわけだし、また大多数の症例については、月に一度医師をたずねて安堵感を得、血圧を正常値に戻せば十分なのに、危険と副作用を伴いかねない治療のために終身くすりを飲み続けさせなければならないのか、ということである。

第三は結論というよりはむしろ疑問点で、さまざまな病気において医師に原因があるのにはどんなものがあるだろうか、ということである。その例として挙げられているものに、不安発作の極端な一形態であるパニック発作症候群がある。これは僧坊弁脱出症＊＊の患者に非常に多いが、心臓専門医がいささか早すぎるタイミングで患者に告知したときに発作が始まるのである。知らないこととはいえ、あるいは患者のためによかれと思ってやっていることかもしれないが、病気によってはその原因は医師それ自身なのである。先生様々である。

心身症

人体に精神的圧迫が加わると、それを意識しようがしまいが、潰瘍、梗塞、喘息、湿疹、腫瘍などのいわゆる心身症が発症することがある、という考えはもはや目新しいものではない。ある種の毒素（特殊な状況下で分泌される真の毒物）は悪循環の原因になっていることで悪者にされている。たとえば、不安感を抱かせるような拘束状態は、胃粘膜が弱い人の胃酸分泌を高める。酸度の上昇は潰瘍の初期すなわち胃炎を引き起こし、それが原因で痛みが発生し、痛みは不安を増し、それで

＊（原注）Gamma amino butyric acid（ガンマアミノ酪酸）のこと。

＊＊（原注）心臓弁のもっとも頻度の高い異常であるが、まったく良性のものである。

また酸度が高まり……と悪循環を繰り返すのである。

この考え方に従えば、偽薬効果は心身症患者の悪循環にまさに対抗するものであって、循環型の効力のメカニズムをもっている。すなわち、特別に安心感を与える診察と「良い」錠剤を投与することで潰瘍患者の不安と胃の酸度が減少するのである。この酸度の減少は腹痛を弱め、そのための患者の不安が減少し、それだけ酸度が落ち……という順序で循環する。

事実、生体内にはレセプター（受容体）と呼ばれる特殊な構造物があって、リガンド（結合子）と呼ばれる物質（天然物であっても非天然物であってもよい）と結合する。たとえば、阿片様物質に対するレセプターは、内因性の物質であるエンドルフィンだけでなく植物から抽出した外来性の物質であるモルヒネとも結合する。リガンドはレセプターに対していくつかの作動形式をもっている。レセプターの作用を高めるのがアゴニスト（作動薬）、無効にするのがアンタゴニスト（拮抗薬）、逆に作用するのがインバース・アゴニスト（逆作動薬）である。

ギャバ（GABA）受容体に関しては、不安のメカニズムに関与する確率が高いものとして、作動性の物質が明らかになっている。それらの中には、精神安定剤（ベンゾジアゼピン類）、アルコール、バルビツール類、それにおそらく生物自身によって自然に合成された食物†にも含まれている。製薬企業のロシュは拮抗薬をアネキサート（登録商標名）の名で商品化したが、これは精神安定剤と拮抗してその作用を取り除くものである。ベンゾジアゼピンを過量に飲んで昏睡状態に陥った患者を覚醒させるために用いられている。結局、いまでは精神安定剤とは逆の症候——不安、不眠、けいれん、記憶の向上――を生じさせる化学物質の一群がすべて勢ぞろいしている（ベータカルボリン類）。ただ厄介なことに、物によっては部分的にはアゴニスト、部分的にはインバース・アゴニストとして作動するという複雑な動きをするものがあるが……。

ベンゾジアゼピン用の受容体を配置する必要性を自然がテストしているのだとしても、それは必ずしも製薬会社を儲けさせる目的だけでそうしているわけではあるまい。（体内を循環している）ものの中には「内因性の精神安定化物質」も「内因性の不安化物質」も存在するはずなのである。情緒に関しては、ノルアドレナリンとコルチゾール以外にも、確固たる証拠はまだ得られていないとはいえ、この種の作用物質が分泌されているようである。

「心を落ち着かせる」とき、リラックスするとき、瞑想するとき、これらいずれの場合にもわれわれはくすりに頼らずに気持ちを静めているが、その際このタイプの内在性物質を利用することがまったく可能であるし、またそうである可能性が高い。患者によっては、内因性の鎮静化物質または内因性の不安化物質がほかの人びとよりも高まっていることは疑いのないところであり、そのせいで不安に対してもろかったり、反対に、不安に陥りにくかったりするのである。

医師が用いる偽薬効果と処方の流儀とを理解する仕方のひとつは、不安と不安による心身症の場合には、状況を制御しようという思いやりを患者に分からせ、例の抗ストレス効果のサイクルを患

† （原注）　ジャガイモのような植物はバリウム（valium）を合成できると思われる。

者に取り入れるように仕向ける能力が医師に備わっているかを観察してみることである。病気が精神異常（自立性と自由の喪失）であれば、偽薬効果はそれからの解放ということになる。というのは、偽薬効果は患者一人ひとりの固有の治癒力を活用する能力を意味するものなのである。自然治癒への経過を助けることが医学の任務の一部であるべきではないだろうか？

精神分析学者のトライアングル

J・ファン・リエールが書いた文章の一節を取り上げてみよう。「週に四度、十四時から十五時まで、かかりつけの精神分析医の長椅子で休息するこのマネージャーは、平凡な昼寝をしたりお気に入りの音楽を楽しむたびに病状が好転することさえ分かっていないのではないか？」

言いかえれば、精神分析は的確な指示があれば明らかに効果のある特殊な技術であり、それは支援と呼ばれる一群の精神療法に含まれるべきものではないだろうか、ということである。精神分析はただ単に心理的にほっとさせ、くつろがせる方法に過ぎないものだろうか？　このような疑問が精神分析学者をひどく悩ませる。というのは、概していえば、専門家のめいめいがほかの分野の療法の偽薬効果は認めているのに、自分のもつ専門技術についてはその偽薬効果を低く評価するからである。

同様に、一九七一年に発表された偽薬効果に関する調査では、外科医は大部分の専門分野に偽薬効果が関与していると明言したが、外科手術についてはその存在を否定している。一方、精神分析学者は、ひとつの例外を除いて、あらゆる精神療法で偽薬効果の見られることに言及している。読者はどちらが正しいと思われるだろうか！

しかし、ここで精神分析の治療効果を問題にするつもりはない。精神分析は、謎の心理現象（偽薬効果もそのひとつである）を明らかにする役割をになっていると自称している。精神病理学的現象にはほかにも解釈があるにせよ、精神病について自らの考え方で理路整然と解釈できる体系を最初に編み出した人がジグムント・フロイトである。彼以前には、「呪われた」、「悪魔にとりつかれた」などの言葉で表現されるか、または特に十九世紀には、臓器原因説論者のあいまいな説をもとにして精神分析がなされていた。それが妥当かどうかはさておき、精神分析によって正しい認識が与えられ、したがって自信もつき、時には気持ちが和らげられるのである。しかしふしぎなことに、偽薬効果を扱った精神分析の基本的なテキストはいたって数少ない。ちょうど臭いものに蓋《ふた》をするように。

病気は一般にそうであるが、とくに精神病は、本来は首尾一貫した軌道を走っていたものが、突然思わぬ事故にあい、正常な感覚を失って誤りを犯すようなものである。患者が医師や祈禱師を訪ねるごとに、何よりもまず求めるものが説明である。「あなたの熱はアンギーナが原因です。微生物が感染してのどに痛みと炎症が生じ、あなたの身体は体温を上げてそれを防ごうとしているのです」。

ほかにもいくつか説明の仕方がある――アフリカのイスラム教では、病気はいけにえとなったヒトの組織の断片（毛髪とか爪）を手に入れた女がかけた呪いであるとするが、分子生物学では、生きた材料にもっと親しみながら病態のメカニズムを追求した結果で説明する。

正しい認識が与えられれば、心が軽くなり、それが治療にもなる。したがって、その説明は（治療のための）非特異的な要因なのである。それが偽薬効果の本質である。

信じる、好かれる、疎外される

トゥリボレの考えでは、偽薬は「信頼―誘惑―疎外」から成る三角関係の中心に位置する。われわれの幼児時代に親しんだかわいい熊の縫いぐるみや愛玩物だった布切れと同じく、処方された医薬《くすり》は一時的な対象にふさわしい役を演じている（ウィニコット）。言わば、完全に他者（一般には母親）でもなければ自己でもなく、両方の性格を少しずつもった対象物である。それは、手にとり、しゃぶり、飲み込むことさえできる対象物であり、そしてここでは他者によって処方され与えられたものである。それは、われわれ一人ひとりと他者を隔てる（そして結び付ける）中間に存在している。

医師との関係においては、小児化した患者の側で心理的な退行現象がだれにも見られるが、それは学識と権力をもつ医師、つまり生と死に関して恐るべき権力を握っている者に対して弱い立場にあるからであり、またしばしば患者は多少とも意識的に医師との不均衡を大切にし、ナルシストのように小児役を演じることで利益を得ようとするからである。

医薬《くすり》は医学の言葉の断片のようなものであり、また患者によって飲み込まれ取り込まれる医師の肉体の一部でもある。主として経口治療を用いる西洋医学は、聖体のパンの中にキリストの肉体が実在していると言い張るカトリック教会に似て、大いに信仰に支えられている。それは実体変化のカニバリズム的なドグマなのである。唯一神の解剖学的肉体的存在を絶対的に信じている者でなければ、聖体拝受は冒瀆となりその結果永久の地獄堕ちの咎《とが》を受ける。信者は、本来の意味でも比喩的な意味でも、すべてを飲み込むことができる。信じるということは、確かめる欲求も能力もなしに、受け容れることである。

しかし、どんなに気どってみたところで、聖体の秘蹟に神の体の痕跡が見つかるわけでもなければ、どんな用量であってもホメオパシー用の極度の稀釈液に活性分子が含まれているものでもない。病気を治すためには信じなければならない。信じることが常に医師と患者の関係の中心にあったのだ。

モリエールのドン・ジュアンに登場する哀れな主人公のような不可知論者だけがあえて信仰を放棄する。彼らはこう言うだろう。「どうですか、ムッシュー、あなたも薬を信じないのですか？」

（傍点筆者）

精神分析の立場から言えば、偽薬効果が盲目的信仰の上に成立しているとすれば、その効果を発揮させるには患者の側からの誘惑も必要である。医師は、母親（養母であり保護者でもある）の役を務めると同時に、父親（恐ろしい権力をもつライバル）の役も演じることができるが、その医師に小児的情動を転移させるのである。

親である医師を誘惑し、好かれ、医師のために気に入るようにし、病気が治るようにつとめなければならない。ちょうど幼児が親を喜ばせるために食べる決心をするように。一匙はパパのために、もう一匙はママのために……。処方するに当たって、医師は処方箋に少しばかり個性を織り込む。それがミシェル・バリントの言う「医師が作ったくすり」であり、それは医師の一部であって、患者はそれを錠剤と一緒に飲み込むことで、数ミリグラムの転移を行なう。このように愛情を求め甘える気持ちが背景にあるので、与えられたくすりにあらゆる効き目が生まれるのである。

病気を治すためには、盲目的に信じ愛さなければならない。読めない字で処方箋を書く医師は心中密かに患者を呪いながら、願っていることがほかにもあるのだ。とりわけ、同業の医師や教授たちがあらゆるわけを知りたがって口をさし挟むので、すべてを説明しなければならないことがある。ましてや、ヴィダール医薬品事典を調べて、処方が正しいか、副作用はどうかなどと大胆にも確かめるような連中は論外なのである！　言うことを聞かない奴らメ！

一般的に言えば、医療は服従を強いるものである。病院内では、少なくとも患者の四分の三は全時間病床に就いている必要などまったくないのに、主治医の回診時にはすべての患者がほとんど就床しているという事実をどう説明するのだろうか？　他者に治療してもらうことを受け容れることは、依存と疎外を認めることなのである。

偽薬効果は、結局のところ、疎外をうけそれを受容してきたことの痕跡に過ぎないのではないだろうか？　あるいは、極度の疎外をもたらす病気がその居場所を変えることなのではないか？　偽薬効果はおそらく、医師と患者、症状と治癒、解放と疎外の間に位置し、一時的な対象となり、それらふたつのものの橋渡しをしているのであろう。

社会学者の組織網

病的な状態になることは決して嬉しいものではないが、その病気が情報伝達の仲介者になることは事実である。病人も社会の一員だ、というわけである。

病者の共同体

かつては、ハンセン病にかかると、遠くからでも識別できる特殊な衣服の着用が課せられた。この衣服を補うものとして玩具のがらがらを持たされ、それによってハンセン病患者であることがすぐにわかった。ハンセン病患者の行動は細かに定められており、健常人と一定距離を保つように規制されていた。独自の掟と慣習とヒエラルキーをもった共同体が存在していたのである。特にイギリスでは、後の精神科の設立を暗示するようならい病院網が整備された。そののちには結核が同じ役割を果たすことになる。抗生物質の時代が来るまでは、結核菌に感染することは修道会に入るようなものだった。

患者は、家族、職業、財産など事実上すべてを放棄して、サナトリウムという名の修道院に入り、特殊な社会慣習に従ったのである。伝統的価値観さえも変化した。特に性に関しては、特別にお上品ぶった時代だったにもかかわらず、このサナトリウムのような隠遁所では欲望が抑圧されることはほとんどなかったのである。「この病気には熱がつきもので、この種の欲求が高まるものです。お分かりでしょうが、性欲は患者に残されたほとんど唯一のものなのです」。サナトリウムに閉じこめ隔離するようになったことで、それらの施設をまったく閉ざされた世界にしてしまったように思われる!

同じように、一九七〇年代の始め頃か時にはもっと後までも、狂気にとりつかれた人は精神病院送りとなった。そこでも、患者はある種の習慣を受け入れなければならなかった。通常は灰色の制服を着用することが義務づけられ、ベルトの着用は禁止され、代わりに紐《ひも》が用いられた。軍隊と同じように、強制収容された人々は灰色のタバコが定期的に支給された。毎月与えられる小遣いの額は法律によって決められていて、その額は郵便切手の値段に合わせて決められた。

華々しいことのない平凡な生活を送っていても、いったん病気にかかればわれわれのめいめいが社会保障制度という組織に従わざるを得ない。

いわば現代の貴族社会には、行政機構、ヒエラルキー、警察(監視)制度、被庇護者(年金生活者)の存在など、独自の掟がある。それらのもつ特権はあまりにも強大になったので、シャンソンニエ（訳注　諷刺的シャンソン歌手のこと）の冷やかしの対象となっているほどである。共和国の市民たるものはすべて、国教に昇格した社会保障制度の窓口係の専制独裁を容認する義務がある。そのきまりは絶対的であって、それに違反すれば社会的追放の罰を受ける。昔の十分の一税は大幅に引き上げられて出費分担額と名前が変えられ、国民の義務の一部になっている。

だれもが頭を下げるこの現代の祭壇を前にして、もっとも高慢な人でさえも謙虚にならざるを得ない。市民は被保険者または納税義務者に過ぎないというわけだ。市民は辛抱強く順番を待ち、従順な態度を示さなければならない。順番待ちのあいだ、もっとも大事でどうしても必要な書類が足りないと言われ、手ひどいあしらいに耐え、決裁の遅れや処罰でさえも甘受せざるを得ない。もめごとが生じた場合には、国家の中の真の国家である社会保障制度は、極貧の者に対しても最高権力者に対しても麗しい平等精神を発揮し、滑稽なことには、「無料にしてもらう」資格があると申し出るよう市民に教唆する。そして裁定という見事な茶番劇を演じることで、行政機関が裁判官と原告の役を同時に勤めるのである。

病気の言語

したがって、病気は病人を孤立させるどころか、細かく定められた社会組織網の中に彼らを組み込むことになるのである。身体が不調のとき、市民がまずなすべきことは医師の診察を受けることである。患者の側からのコミュニケーションを仲介する主なものが症状であり、それはある種の言語になっている。

医師は階級的には田舎貴族のようなものであり、患者はその家来というわけだ。医師は、世俗的な意味では、割りの合わない職業であるが、「尊敬される」職業ではある。医師は「処方箋」と称する書類を書く。母親とその乳幼児を除けば、患者の性器に一方的に手を触れる法的権限を持つ唯一の存在であり、また身体にメスを入れたり手足を切断できる権限をもっているのも医師である。医師は患者（が就労可能かどうか）を「決定する」権限をもち、それを取り消したり、患者を拘禁することすらできるのである。医師だけが死亡を宣告する権限をもっている。このような権力者と向き合えば、患者は症状を申し出る以外にやりようがない。*医師が存在するおかげで、患者は親身になってもらい、話を聞いてもらい、治療をしてもらい、母親的に接してもらえるのである。

症状を訴えるだけであれば、患者は原則として医師に受け止めてもらえることは確実である。症状はひとつの関係が賭かった取り引きの場になっている。周知のように、症状に、たとえば感冒熱のように、本質的な客観性があれば、問題はまったく簡単で契約は明瞭なものとなる。そこには幻想の入り込む余地などほとんどない。

しかし、とくに慢性病の場合には、機能に関する症状はすべて複雑なものになる。（医師と患者という）ふたりの当事者は、お互いの関係が強固なものであることを再確認し、保証しておく必要がある。おそらくこの点にこそ偽薬効果の介入する余地があるのであろう。機能性の症状が病気のある種の言語表現すなわち病変の代弁者であることを認めれば、患者の症状が治療者との関係の状態に応じて変化することが理解できよう――すなわち、患者が満足していれば回復に向かい、制裁を加えたければ悪化し、医師の関心を引きとめておきたければ慢性化する、というように。

特殊な関係

数年前のことだが、アメリカの日刊紙の諷刺漫画欄でこんな台詞《せりふ》を見たことがある。患者が主治医に向かって言う。「先生、私に偽薬を処方して下さるとおっしゃるなら、私は贋金《にせがね》でお支払いしましょう」。これを単に漫画として見る以外にも、そこにはもっと重要なある真理が存在する。客観的治療、すなわちだれの目にも明らかで、手で触れて確かめることができる具体的な治療、計量化できる治療に関しては、医師に対して現金で支払われる。つまり医療行為は正確な評価の対象となっていて、その支払いは社会保障制度によって還付されるきまりになっているのである。

ところが、主観的治療、すなわち医師の親切、患者を心服させるカリスマ性、能力、いつでも診療が受けられる便宜性など、一言で言えば、人間関係に関する医師の技量に対して支払われる唯一の報酬は、顧客である患者の満足感だけであって、それは患者を悩ませているもの、すなわち症状の消失としてのみ現われてくるのである。医師によって誘導される偽薬効果は、患者の病状の改善

＊（原注）　医師がこのように途方もなく強大な権力を握っているので、ほかの本物の権力すなわち政治権力は――その政治色が右であろうが左であろうが――医学とその代理人（医師）を虐待することに意地の悪い喜びを感じているように思われる。

によって支払われるというわけである。したがって、患者が器質性疾患をもっているかどうかが問題なのではなくて、症状という徴《しるし》を示していることこそが重要なのである。

医師は、他覚的で有料の治療以外にも、それにプラスする人間関係という特性を提供するのである。それが患者の症状改善に役立つようであれば、偽薬効果は（医師と患者という）ふたりの主役にとってほうびであり、ボーナスということになるのである。

もし両者の関係が不満足で不適当なものであれば、その報いは症状の持続、さらには悪化となって現われてくるが、これが不快薬《ノーセボ》（nocebo）効果といわれるものである。症状が改善するにせよ悪化するにせよ、偽薬効果は医学界の言語の一部をなしているのである。

罪状のテーマ

病気が不安の源であればあるほど、つまり病気から疑念、懸念、迷い、疑問が生じるほど、ますます偽薬に対する期待が高まる。年齢、性、知能指数、社会環境など問題ではない。医師が自分自身と自らの医学に自信があり、（患者に対して）時間を割き、配慮をし、寛容であり、理解を示せば、つまり一言で言えば、正しい判断力と熱情を示せば、その治療にプラスに働き効果を増幅することが期待できる。治療効果の主要な構成要素となっている偽薬効果が根を張り信頼が得られるのは、不安と期待という泥土の上なのである。

個体がその完全性を喪失すると、つまり病気になると、われわれがいかに弱い人間であるかが痛いほどよく分かる。

したがって、病気はナルシスト的な傷口なのであり、だれもが抱いている自己の理想像の中に開いた裂け目なのである。そして、病気になった理由をうまく説明する必要のあるときには、病気とは死によってのみ償いを許される原罪に対して神が下し給うた懲罰であると解釈された。ユダヤ教‐キリスト教は事実、人類を試すために神が課した試練であるとされている。そうは言っても、死別の悲しみにあって心の底から悲しい気分に襲われるのも無理はない、というのがヨブ記の寓話の意味である。

疫病の大流行すなわち集団的惨禍も、君主であれ一般大衆全体であれ、彼らが犯した罪を罰するために神が下した処罰であると考えられた。国王ファラオがヘブライ人を奴隷状態から解放することを拒否したため*全体が罪ありとされたエジプト人は、十二の災害をこうむった。昔の司祭兼医師が悪魔祓いの名目でしばしば用いたものが、生贄の供物《スケープ・ゴート》に指定された雄山羊だった。アテネでは、ある数の人間（囚人、浮浪者、異常者など）が、不測の災難、戦禍、自然災害、疫病に備えて留め置かれ、飼育され、大切に扱われていた。このような災害のひとつが発生したあるとき（当事は災害の発生に事欠かぬ困難な時代だった）、「留置人たち」の中からファルマコスが引き出され、派

*（原注）古代エジプトの時代に奴隷の状態でおかれていた事実は絶対にないので、この部分は聖書の解釈に従ったものである。モーゼと彼の主人ファラオあるいはその父と（?）の対立の物語は実にこみ入った瑣末な話なのである……。

手な服を着せられ、宝石で飾り立てられ、とうとう装飾を施された荷車の高いところに乗せられた。そして、災禍をうまく追いはらい、わずかな毒気でもあればそれを抜くために、彼は町中の路地をすみずみまで連れ回されたが、どこでも群集の熱烈な歓迎をうけ、崇拝された。結局、彼は体よく追放されるか、さらに悪いことには処刑されることもあった。この不幸な人間にファルマコス（Pharmacos）の名前がつけられ、それが薬学（Pharmacology）の起源となったわけは、おそらくこの悪魔祓いの儀式の中に明らかに治療の意図があったためであろう。

大多数の宗教や文化は罪悪感を持ち続けてきた。そうであったからこそ、マーケッティングという単純な観点から見れば、司祭兼医師、魔術師兼医師、腸卜師その他の魔術師が顧客の心をより確実に引きつけることができたのである。自分と罰を下す神とのあいだにあって唯一の仲裁者を名乗る人物、すなわち治癒を望む者のために尽くす義務をもった人物、そのような人を敬わない人間などいようか？

科学の進歩と科学への信頼とに満ち溢れた今世紀においてさえも、医師がこの神聖な職務を失っているとは到底思えないのである。医学書が普及したことによって、公認の祈禱師（医師のこと）に対する一部の患者の見方が変わったにせよ変わらないにせよ、それでもなお医者先生は神秘的で恐るべき威光の一部を持ち続けたままであり、理解しがたい秘密の持主でもあり、人びとが熱望する贖罪の保証人なのである。

さらに、西洋とは異なって科学に基礎をおかない医学が流布している他文化圏で行なわれていることをよく観察してみると、行動の動機づけのやり方が驚くほど似通っていることに気づくのである。人は変われど中身は変わらず、ということだろうか？

4 時代が変わり、場所が変われば、風習も変わる？

ある日ソクラテスは、激しい頭痛に悩まされていた青年シャルミッドに出会った。ソクラテスはトラケアから来たある医師から手に入れた薬を使ってみるよう青年に勧めた。それは一枚の葉っぱで、呪文と組み合わせて使う薬だった。この哲学者にとって、「呪文を唱えなければ、この薬には何の効果もない」ような代物だった。

これもソクラテスの話だが、このトラケア人の医師は非常に注目すべき教えを普及させたという。その教えとは、「神であるわれわれの王は次のように宣《のたも》うた。頭を考慮せずに眼を、眼を考慮せずに頭を治療してはならないとすれば、心を考慮せずに頭を治療すべきではない。もし病気の大部分がギリシャの医師に見落とされているとしたら、その理由は彼らが体全体に気を配ることを怠っているからである。全体が悪い状態にあるとき、その一部だけ調子がよいわけはないからだ。事実、身体にとっても人間まるごとにとっても、あらゆる病気と健康の源は心なのである。病気は頭から生じて眼に抜ける。したがって頭と眼を健康にしたかったら、真っ先に心を治療しなければならない」。

心身症に関するすべての出版物の冒頭に引用してもよいこの文章から、東洋医学と西洋医学がお互いに正反対の立場に立っていることがわかる。すなわち、東洋医学の基本となっているものは統合的な一元論であるが、西洋医学が信じているものは臓器と症状に関する医学に限られ、また精神医学についても「部分的対象との関係」を論じるにとどまっている。しかし広義の意味では、偽薬《プラセボ》効果は、処方や医療行為の実施に際して「科学的」治療に通常期待される能力を高めるあらゆるものを含んでいるから、これらの異文化圏で用いられている医療の方法（またそれによって得られる成果がたとえ西洋流の生理学的理論に基礎を置くものでなく、科学的基盤を欠いたものであっても）を知りたいという私たちの意図は興味のあるものになるのである。

木の赦《ゆる》し

トーゴ共和国の首都ロメのブーズー教市場は、治療の過程に関心をもつ人にとって魅惑的な場所である。

怪しげな魅力と魔術的雰囲気を湛《たた》えた大市場には、買い手に応じる多数のバラック小屋が立ち並び、その店頭には何とも表現しがたい雑貨が乱雑に積み上げられている。奇妙な肖像人形や、ときには判別のつきがたい動植物の残骸のような薄気味悪いものまでが陳列されている。その中には、こうもり、蛇、夜行性のみみずく、さまざまな齧歯目と捕食動物などが混じり、そのすべてが多少とも腐敗の進んだ状態で置かれている。取り引きの騒然たる声音が熱帯特有の雰囲気を醸し出し、それにさらにひどい臭気のポリフォニーが彩りを添える、といった具合である。

おきまりの駆け引きが済み、知り合いのだれそれの病気を治したいとか呪いをかけたいとか希望する客の指定があると、呪術師は陳列物の中から一品を選ぶ。それはたとえば、飛行機酔いの治療のためなら一本の羽毛であったり、記憶喪失には一個のマホガニーの実ということになる。そして客を小屋の中に引き入れ、相手の名前をたずね、単調な旋律の歌で調子をとりながら踊り始める。そうしながら呪術師が問題の相手の名を見分けるのである。最後に、謎の魔力を強力に吹き込まれた物が適当な値段で手渡される。

呪いをかけられた人に多少とも似ているように作られた魔法の小像も、この慣習では特に重要なものである。西インド諸島に居住するアフリカ人の子孫たちはそれを常に広く利用し、この小立像を突き刺したり埋めたりすることが知られている。

さらに秘伝の信者たちはみな映像のアナグラム*が魔術以外の何者でもないことを知っている。テレビ画像の上で微小なメスを誘導してもらいながら手術する現代の外科医は、ほかに何をするだろうか？　もっと一般的に言えば、観光業の誘惑に負けたせいで堕落してしまったアフリカの慣習といえども、そのことを除外してもっと純粋に考えてみれば、西洋医学の数多くの慣習を連想させるものなのである。

患者が薬局に行ってみればわかることだが、薬の箱が果てしなく並んでいても、それらは素人にとっては無意味なものにすぎず、処方行為を伴わなければ治療薬にはなり得ないのである。[†] それらは象徴的な不活性物なのである。診察という複雑な儀式ののち、通常は特殊な白衣を身にまとった「医師」と称する魔術師が、病気に不可思議な名前をつけて患者に言う。

たとえば、次のような具合である。「先生、月経がないんです」「マダム、あなたは無月経症です！」「先生、吹出物ができました」「ムッシュ、あなたの病気は紅斑-フリクテン性発疹で、多型性滲出《しんしゅつ》性疾患と同じものです」。

医学の隠語によるこのような書き換えは、民間の降神術よりもはるかに粋《いき》な表現であることは認めねばなるまい。それが現状を正確に表現しているかなどどうでもよい。そんなことは科学のすることなのである。

ついで医師は、お好みの判読不能の文字で、一枚の紙に医薬品名を書き込むとそれが以後絶対視されることになる（「処方内容の改竄《かいざん》禁止」がギリシャ文字のI、ι――イオタと読み、interdiction 禁止の略――で記される）。しばしば病気を思い起こさせる名前をもった薬が、治療薬としての力を獲得するのはまさにこの時に始まる。薬に意義と力が与えられたわけだ。それはもはやふつうの薬理学の領域を越えた話なのである。

＊（訳注）　語句のつづりをかえて違う意味をもつ別の語を作ることば遊びのこと。
†（原注）　いわゆる大衆薬（ＯＴＣ、Over The Counter Drug）は例外で、処方箋なしで自由に販売されている。大衆薬は無害なので効果にとぼしいと思われているが、それは間違いである。

動物を利用する魔術が西洋の慣習にまったくないわけではない。フランスのさる大製薬企業が最近開発した催眠薬には、ロゴマークとして眠った熊のぬいぐるみが採用されている。このぬいぐるみは、長期間の冬眠が可能な熊の力に頼るだけでなく、勇敢な熊ちゃんが子供の夜の守り神となってくれることを期待したものである。おやすみ、かわい子ちゃんたち！

しかしこの薬の国際的開発が進むうち、日本ではこのロゴマークを引っ込めなければならなかった。日本は特殊な象徴体系をもった国で、熊は死を意味しているからである。旧ソ連邦の衛星諸国では熊はいささか不安感を与える「兄貴分（big brother）」を意味していたが、それらの国々でこのロゴがどんな印象を与えたのかはわからない。

ところが催眠薬のタイプが急速に変化していくにつれて、商業上のロゴマークも変更しなければならなかった。この分野の治療法に現在求められているものは、もはや夜によく眠らせる作用をもつものではない。どんな薬でもそんな力をもたせるのは容易なことではないからである。それよりはむしろ寝覚めの質も昼間の注意力も悪化させないようなものが求められているのである。そんなわけでロゴマークの熊ちゃんは、この薬の開発がうまくいっていることを示すため、また国際的に輝かしい力を発揮していることを表現するために魔法のように目覚めたのである。

偽薬効果が、確認された治療効果と予測された薬理学的効果との差を表わしているなら、この現象を正しく研究してみる価値があることは明白である。治療はその土地の文化を考慮した上でそれと混合した形で行なわれなければならない。

セネガル共和国の首都ダカールに近いファン病院のコロンブ博士が率いる精神科医の一団は、この偽薬効果の重要性をよく理解しているので、それをアフリカ人呪術師たち（状況によっては「伝統的精神科医」と呼称が変えられる）と緊密な協力関係を築くときに広く用いている。彼らとの共同作業によって、西洋医学の慣習にまったく不馴れなアフリカ人たちを相手に「プラスの」治療効果を得たり、場合によっては完治させることができた。処方する際には、その土地の通訳と「伝統的精神科医」というふたりの仲介者を立てたことで、フランス人医師たちは倍加する力を得た。大呪術師は医療技術をもたなくとも、相手に理解させ地域の祈禱師に暗黙の承認を与える力をもっていたのである。この時から、アフリカでの西洋式治療の効果の増強が期待できるようになった。

どんな症例についても、医師は特殊な解釈の体系を通して自分が用いる薬剤の効力を確かめ、その効果を高めようと努めるものである。ほかにも多数のやり方でこのような結果を得ることができる。

ある西洋医が、治療中のマサイ族の患者のひとりから、薬を効かせるようにするため錠剤に唾をつけてくれるように頼まれたという例がある。これはキリスト教がいう実体変化を象徴するような話で、医師の一部が、唾によってすべての力を付与された錠剤とともに吸収されうることを意味している。

セネガルの渓谷に住むトゥークルール族の場合、善良な呪術師‐祈禱師（biledio《ビレディオ》）は僻地から採れる薬を使用しているが、それは犠牲者を苦しめる意地悪な呪術師（doëm《ドエム》）から患者を守るためである。それに用いられる植物のあるものについては特殊な薬理学的作用があるにしても、その活性の解釈は西洋医学のそれとはまったく違っていることは明らかである。

セネガルのヴォロフとルブーの一派は、彼らの治療法の基礎を「粉薬と根薬の支配者」であるジャバルカットの力に置いている。彼らにとって採集が、薬を生むもっとも重要な瞬間である。コロンブによれば、「植物は実存するすべてのものを結びつけている関係網から取りあげられた個物と認められている」のである。その一部を採取するとき、ジャバルカットは木に赦しを請い、木に奉納するが、そうしなければ植物薬は検証可能なまたは予知が可能な治療の力を得ることはできないし、したがって偽薬効果も生まれないのである。

恐怖のリキュール

中世以降のイスラム文化圏では、薬の効果はその構成物もさることながらその外見が重要視されていた。

アヴィセンヌによれば、処方は必ず製造、適用、使用という一連の儀式を伴わなければならなかった。その際、触れる、呪文を唱える、薬を指定する、という三つの方法が用いられた。

事実、アラビア医学では治療師の手がとくに重要な役割を果たしている。呪文を唱えることはとりも直さず薬を指定することでもあるが、それが処方のやり方の一部となっている。紙、布、卵の殻といった具体的な媒体の上に記載することによって、処方は治療のプロセスの中に具象化される。多数の文書が「名前、魔法の碁盤目、墨の鏡、コーランの節句などを用いるやり方で」神に捧げられる。これがマホメットの創始によるとされている伝統儀式のアディット（hadith）であるが、そのことからも「魔術そのものである一種の文句」の存在が確認できる。

西洋医学においても、医師の手による触診（話し方次第では、犬の言葉よりも効果が薄いにしても）は、義務的でまことにもったいぶった儀式である。触診について呪文が唱えられ（または診断ともいわれる）、指定された薬の名前が義務として具体的な媒体（処方箋）に記入され、多数の患者に下される。

よく知られたことだが、ある薬の薬理学的作用を増幅させる補助効果を得るためには、その薬が使用される文化またはその薬が溶け込める文化の中に薬が現われなければならない。

モロッコでは、多数の外来産物がこれからは伝統生薬に不可欠な一部となるであろう。アロエ、安息香、伽羅木、塡材用ゴム、香などがそれである。時が経つにつれて、これらのすべてがアラブ語の方言で名を呼ばれるようになり、その土地の実践的医療の中に組み込まれるようになった。

それとは逆に、工業的に生産されて輸入された医薬品は方言名がつけられず、翻訳してみたところでまったく意味をもたないアラビア文字への置き換えにしかなりえないのである。これらの医薬品に象徴的意味をもたせるにはより大きな困難が伴うであろう。

しかし、医薬品によっては、タウーフィク・アドハンがうまく名づけたように、「文化の異種交配」によって他文化への同化に成功したものがある。モロッコ、アルジェリア、チュニジアなどのマグレブ諸国では、ガレヌス製剤が治療における関心事の第一位を占めている。この製剤に対する要望が多いため、医薬品がその外見においても主な適応症についても、時として思いがけない方向に転用されることがある。祈禱師によってはある種の眼科用軟膏《なんこう》を溶かし、腹痛を鎮める煎《せん》じ薬として用いるなどは、その好例である。アスピリン錠が砕かれて発疹の治療に用いられることもある。

お気づきのように、このやり方はほかでもないフランスの田舎で見うけられる習慣（アスピリン錠をそのまま痛む歯の上に押し当てる習慣のこと）とそんなに違うわけではない。同じように、泡立つ薬を効かせるためには、それが泡立っているあいだに飲むべきで、泡が消えてしまえば無効になると言われている。*内臓の病気はすべて水薬で治療しなければならない。治療の標的となる臓器に薬を到達させるには、この剤形以外にないからである。一方、皮膚病の治療には必ず膏薬を用いなければならない。この理由から錠剤を砕いて軟膏に混ぜ合わせることもある。

北アフリカに定着したユダヤ人（セファルディと呼ばれている）は、ユダヤ教とベルベル人、アラブ人の慣習の折衷ともいえる文化を発展させてきた。彼らの非常に特殊な治療法についてアラン・アマールが語っている。ここに紹介する文章は、彼が未発表の回想録に書いたもので、私がここに再録することを快く許してくれたものである。

「私が三〜四歳だった頃、レオンに原因不明の発熱があった。彼の両親がひとりの威厳に満ちた中年女を呼び寄せた。彼女は、レオンの全身を舐めて悪霊を取り除くことで病気を治すことを勧めた……こうして私の父は治った！」

　五歳頃だったろうか、私は両親のもとで繰りひろげられた不思議な光景を目撃したことがある。私の母と祖母のシムハがある日、毛がもじゃもじゃ生えてヒンドゥー教の指導者のように見える男を呼び、信仰心の厚い「聖」人（toleb《トレブ》という）として紹介した。彼は、ひとつまみの秘密の粉末（明礬《みょうばん》、いなごまめの実の粉末、それに……私には何だか分からないもの、などを主成分にしたもの）を巧みに調合すると、ゆっくりともったいぶって儀式を執り行ないながら、燃えさかる炭火の入ったcanoun《カヌーン》（テラコッタ製の焜炉《こんろ》のこと）の中に投げ込んだ。そして彼はしゃがれた声で呪文を唱えた。突然、彼は「悪霊の目」（aïn《アイン》 haraa《ハラー》）が見えたと叫び、炭に例の粉末を燃やした結果それが歪んだ形で識別できたと言った。彼は悪霊の目を炎の中から取り出して冷まし、細かく砕くと皮製の小さな箱の中にまき散らした。箱の中には、たいていは判読不可能なヘブライ文字、いわゆる「天使の筆蹟」（ktav《クタフ》 hamalakhim《ハマラキム》と呼ばれている）が書かれた小さな羊皮紙が入っていた。

　私は好奇心から、当然のこととして、この箱に何が入っているかを知りたくなり、ある日これらの箱のひとつをこっそり開けてみた。すると、羊皮紙の上にあったのはあの粉末と読めない文字だけだった。聖人の勧めに従って、われわれ家族全員が、悪霊の目と恐怖心と病気を追い払うため

＊（原注）もっともこの迷信はマグレブ諸国には存在しない。私の診療科で、西インド諸島出身のある女性が「界面活性剤」の必要性について患者に根気よく説明していた。泡立った薬を飲んだ直後にコップ一杯の水を飲むと、薬の効果が完全に打ち消される、泡のない水は泡のある水薬を洗い流して無効にするからである、と。

（シッ！）、これらの小箱を何カ月ものあいだ首の回りにぶら下げなければならなかった。この祈禱師は自らの行為に確信を抱いており、患者と知識・智恵を備えた大先達との間に介在して両者をとりなす立場に身を置いていた。彼らのやり方はベルベル人の魔術とその影響下にあることが明らかであり、それ故に力を発揮できたのである。

アラン・シューラキは、出産をめぐる慣習について貴重な詳説を残している。彼は以下のように語っている。

「人がもっとも大きな注意を払うのは、まだ割礼前のひよわでもろい男の新生児の場合です。産婦自身も、分娩後で体がまだ衰弱していることが多く、極度の危険にさらされているので、保護される必要があります。出産後は一連の方法のすべてを用い、あらゆる事態に備えて用心することです。たとえば、産婆が赤子の額に煤《すす》で魔法の線（khemoussa《ケムーサ》）を引いておく、悪霊の目と悪魔を追い払うために明礬《みょうばん》、ハーメルとウーディア（貝類の一種）の粒の入った小袋を赤子の腕に下げておく、などである。家によっては、雄鶏《おんどり》の頭、練り粉で作った冠、赤ピーマン五個、数本のいばらを門口の上に吊るす。乳児のマットレスの下で頭の横の位置に、悪魔と不安を追い払うためナイフと塩を置いておく。まだ名前のない新生児は、割礼前の最初の七日間は、悪魔を欺くためにdeif《ディフ》（招待された人、お客）と呼ばれる。出産の翌日、ラビ（訳注 ユダヤ教の教師）が産婦のところに、hzabot《ザボー》［……］——縁起ものの〝手〟と〝魚〟の絵が印刷された紙片——、聖書、悪霊［……］に対して魔法のように効く聖名を持ってくる。そしてザボーは壁、ベッドの頭部、部屋の入口に貼られる」。

「私は恐怖に対する特効薬として評判だった飲み物のことも覚えている。私たちは規則正しくそれを飲まされたものだが、その飲み物は熱い牛乳と褐色で芳香性の香料――アラブ語でharkom《アルコム》、フランス語で〝curcuma《クルクマ》〟という（訳注　インド産の植物でその根茎はカリーの構成成分となっている）――からできていた。同様に、私たちの祖母がほめそやしたのは、恐怖に対する尿の奇蹟的効果だった（何とまあ！）。私が子供だった頃、だれかが同じ家族内のほかのだれかの尿を飲んで『恐怖が治まった』という話をよく聞かされたものだ（いやはや！）。恐怖の観念はだれにも絶えずつきまとっていたので、尿を飲むことも含めてどんなことをしてでも恐怖と戦わなければならなかったのである。この種の話は恐怖を増し嫌悪を覚えさせるだけだった。恐怖が心中に広がり、誘発されたが、それはユダヤ人の歴史全体を通じて追いつめられ迫害をうけた先祖代々の恐怖心の名残りを表わしていることは確かだった。それと同時に、私たちの両親や祖父母が庇護されている者（dhimmi《ディミ》）の立場にあって喜んで庇護者に従った時に感得し体験したことを思い出させもしたのである。尿に関していつも思い出すことだが（読者には申し訳ないが）、私たち家族のだれかがどんな理由であってもそれに脅えるたびごとに、恐怖を除くために放尿しなさいと熱心に勧められたものである。常に恐怖心につきまとわれていたのだ！　ずっと後になって知ったことだが、心の動揺、寒冷、飲酒などによって脳下垂体後葉からの抗利尿ホルモンの分泌が抑制され、そのために放尿の欲求をこらえ切れなくなるのだ、というのが唯一の科学的説明なのである」。

　またもや尿の話になるが、民族特有の象徴体系が祈禱師をして特異な治療方法を人に勧めるようにさせたのである。「恐怖のあまり放尿する」なら、「恐怖を治す」には家族の中でもっとも賢い人（したがって恐怖心の少ない人）の尿を飲めば十分なのである。いずれにせよ、恐怖に襲われたら、放尿することで恐怖心を消せばよい。

現代のフランスにおいて、免許をもった医師と正式の資格をもった薬剤師によって実践されているある治療法が存在するのは興味深い。それが「ガス性の同一療法（isothérapie gazeuse）」と呼ばれているもので、至極まじめな話、患者の尿を採取し、多少ともホメオパチー（同毒療法）から着想を得たと思われる方法でその尿に謎の改良を加え、患者に再び飲ませるというものである。ある機会に私が手に入れた処方箋には以下のように書かれてあった。

《ISO-URINE TH D1 F1 30ml
《第一週目は一日一回、十滴、週七日のうち五日間服用。
《ISO-URINE TH D6 F1 30ml
《第二週目は一日一回、十滴、週七日のうち五日間服用。
《ISO-URINE TH D15 F1 30ml
《第三週目は一日一回、十滴、週七日のうち五日間服用。
《ISO-URINE TH D30 F1 30ml

《後は同じ順番で繰り返し服用を続ける》

Dはdilution（希釈）のdを意味することは想像できる。しかしF1は何を意味するのだろうか？「医学博士」ともあろう人たちがかくも破廉恥《ハレンチ》にも、まやかしのルビコン川を敢然と渡っていることに唖然《あぜん》とするのみである。

ヒトの形をした植物

極東の薬局方でもイメージや象徴的表現が重要な役割を果たしている。お上品ぶる古代中国では、医師は代理患者を診察しなければならなかった。代理患者とは診断用の小さな立像（女医または女性にそっくりの像？）のことで、ふつうは象牙で作られており、上流階級の上品な女性たちは体の具合の悪い個所をこの立像の上で指し示すのに用いた。

このような習慣はおそらくは礼儀作法を尊重することだけを目的としたものではなく、患者のイメージに働きかけることも狙った方法だったと思われる。それとは逆に、アジア医学では薬をもっともよく効かせるために、時には患部にもっとも近い箇所に用いるべきであると考えられていた。『ベンガルの夜』の中で、作者のミルセア・エリアドは狂ったひとりの若い娘を治療したときの方法について書き残している。それは頭に薬草と蜂蜜で作られた軟膏を塗る話で、患部にまちがいなく軟膏を触れさせるため、祈禱師は患者の頭髪を切りつめさせ皮膚にじかに塗ったというものである。

アジアの医師たちは治療効果を上げるため、常に象徴性に富む解釈体系に頼っていた。そんなわけで、犀《サイ》が嬉々と戯れ血気にはやって一物《いちもつ》が張り切っているのを目にして、中国の医師たちは、人目を引くほど有望な惚れっぽい性質は、このあわれな有蹄類（犀）に不可欠な解剖学的特異性（角《つの》のこと）のせいに違いないと考えたのである。このような特性をもっていたため犀は絶滅の危機に瀕することになった。というのは、犀の角《つの》の粉末は日本と香港で富裕階級のインポテンツの治療に用いられ、その価値がべらぼうな値段にまで吊り上ってしまったためである。

それと同様に、ファン－ティが描いたように、あばれ馬（悍馬《かんば》）の尻尾《しっぽ》（エフェドリンを作る裸子植物科の灌木の一種エフェドラ）は刺激昂奮剤と考えられ、発熱（馬の？）を引き起こし、咳を静める作用を示すとされた。また、マンドラゴラの根が人体の形を象徴しているように、有名な朝鮮人参にもあらゆる治療効果（たとえば老人結核で見られるインポテンツ）があるとされているが、それは基本的にはその根がマンドラゴラと同様にヒトの形をしているからである。

蛇になった人間

治療の際につく嘘、患者に与えるイメージ、表現法などの技術を磨き上げる中で、アメリカ西部のインディアンは砂の上に生き生きとした形の絵を描き、それを介して精霊が患者を治療できるという体系（ほかとは違ってはいるが似通ってもいる体系）を作り上げた。彼らは黄昏時《たそがれ》に描き始め、晩にはすべてを消し去らなければならなかった。

この魔術では病気の原因と思われるものを引き抜くこともしばしばあった。インディアンの場合、ビルボー剣（Bilbo）で患者の体から危険なもの（尖ったもの、刃…）を引き抜くふりをした。

コロンブスによるアメリカ大陸発見以前のメキシコでは、正装した魔法使いが患部をさすり、病気の原因と思われるものを吸引し、矢尻、小さなひき蛙、そのほか病気の原因とみなされている奇怪なものを取り出した。[*] アステカ人はおそらく客観的な効果を示したと思われる植物を多数栽培していたが、その効果を象徴的に解釈していた。彼らが好んで用いた植物は、発汗作用、嘔吐作用、下剤効果をもつものであり、それによって悪霊を追い出すという象徴的意味をもっていたが、それは二十世紀も終りに近い今日に至るまで西洋医学で主要な療法として用いられてきた瀉血《しゃけつ》、アンプル薬、下剤の使用が象徴するものと似通っている。

これもコロンブス以前のメキシコの話であるが、チャパス族は蛇に嚙まれた時に備えてその地方

＊（原注）　最近、このやり方は恥ずかしげもなくフィリピンの祈禱師によってふたたび採り上げられ悪用されている。彼らは素手で手術をする手品師的な外科医としてよく知られており、巧妙なごまかしを行なって富裕な患者から腫瘍——これは動物の内臓を利用して彼ら自身が作った偽物である——を剔出することまでやっている。観血的であると同時に派手なこの手術があわれな患者の症状だけでなく財布までも軽くするかどうかは分からない。

に棲息するさまざまな種類の毒蛇の鉤《かぎ》を揃え、それを一滴の血が噴き出るように患者の舌に慎重に突き刺した。脱感作によるこの免疫療法の効果についてあれこれ議論することは、現在では不可能である。しかしチャパス族は、一度免疫を獲得してしまえばヒトは蛇に変わらぬ存在となり、必然的に蛇が口中にもつ蛇毒を恐れる必要がなくなると確信していた。したがって、免疫を獲得した人びとは他人を嚙まぬように気をつけることになった。というのは、彼ら自身の歯が有毒になったからである。

魔法の医学では、部分を全体と見なすことがよくある。この話の場合、蛇の性質の一部を獲得すれば蛇の力の全部を得たことになるわけだ。

慣習、信仰、薬の転用など、多数の方法が治療法としてある特定の文化の中に記載され、治療に郷土色を添え、そしてそのために時には十倍もの効果を得ることがあるのである。偽薬効果はかりそめのものではなくまったく普遍的なものなのである。それはあらゆる社会階級に、年齢を問わずに、さらにはあらゆる文化に関係する現象なのである。

さらに言えば、西洋社会では、魔法の煎じ薬（万能薬）の研究が医学の伝統の中にあって、たとえその思い出が失われようとも、いまだに絶えず影響を与え続けている。

5 魔法使い医師の夢

毎年の恒例になっていることだが、四月一日に備え「処方（Prescrire）」誌の編集部員が集まり、あれこれ相談の上、いまや伝統行事となっているいたずらを仕かける。慣例となったこの作り話は、どうしても堅苦しくなりがちな定期刊行物を少しでも面白くするためのものである。この学術誌は、医薬品に関する客観的・批判的な情報を伝えることを謳《うた》い文句にしていて、製薬企業の宣伝臭がいささかも認められず、かつ買収のきかないことで知られているだけに、いっそう信頼性の高いものとなっている。

長時間の討論を行ない、何度も爆笑が渦巻いたのち、パナセウム*に関する論文が熱狂的賛成を得て採用されることになった。ところが、その場に居合わせた討論参加者たちは、自分たちがそのとき、人間の歴史の中でもっとも印象深い幻影のひとつを採り上げていたことに気づいていなかった。「処方」誌のこれまでの慣習どおりに、また本物の医薬品が本当に発売されるがごとくに装《よそお》って、

＊（原注）これらの名前はすべて登録医薬品名である。以下同様。

パナセウムの審査が行なわれた。すなわち、文献が分析され、販売承認申請書に徹底的な検討が加えられ、治療上の利点が列挙され、予測のできない毒性などが評価の対象となった。これらのすべての審査項目から得られた結論から、この学術誌が用意している評点の「どれを選ぶか」のやり方で、パナセウムに分類評価を下すことになった。ちなみに、「処方」誌による医薬品評価の分類は以下のようになっている。

《すばらしい》――これには金色の丸薬マークが付けられる。これまで有効な薬のなかった分野で治療の進歩に重要な貢献をするだろうという高い評価を得たものである。
《関心をひく》
《何かある》
《有用なときもある》
《不賛成》――ゴミ箱行きのロゴマークが付けられることが確実。
《編集部による判定は不能》――「処方」誌が決定を下すには時期尚早と考えたもの。

読者はもうお気づきであろうが、編集部が全員一致で下した判定は、治療の進歩に目立った貢献をすることが明らかなこの新薬に対して最大級の賛辞である《すばらしい》だった。国際的な学術誌に引用論文つきで発表された多数の比較試験で証明されているように、パナセウムは既知の精神病の大多数に有効であり、ある種の魚類以外には事実上副作用のないことが明らかという。それに、薬に対する慣れも恐れるほどのことはない。「処方」誌はこれまでは厳しい評価を下すという習慣を保ってきたのに、この薬を絶賛する破目に陥ったのである。

　ところがこの企みはいささか大げさに過ぎた。「処方」誌の読者のほとんどが医師か薬剤師であり、彼らは「処方」誌に掲載された文献を批判的に読むように訓練されたきたはずだから、その彼らがこんな論文に騙されることはないだろうと思われていた。それが誤りだった！

「処方」誌が発行された翌日から、それを読んでいなかった薬剤師たちは困惑することになった。彼らはパナセウムの処方を依頼されたものの、そんな薬品を薬局方で見つけることも実物を入手することもできず、お手上げ状態になったのである。何も知らない医師たちも例外ではなかった。この論文を熱心に読んだものの、いわば無邪気な人たちとも言える薬剤師の側からいささか不躾な電話が殺到し、彼らの判断ではこの薬をもっとも必要としていることが確かな顧客のためにパナセウムを処方するように医師に呼びかけたり、時には命令口調で言うこともあったのである。

　数日経つと、新薬のニュースが一般大衆に広まり、顧客の要求に押しつぶされそうになった医師会と薬剤師会が、この奇蹟の薬を早急にテストしてみることになった。そんなわけで、「処方」誌は次号の中で、困惑気味のお詫び文を付した否定宣言を出さざるをえないことになった……。最後には、思慮分別はあるものの保守的な医師会顧問弁護士団が会合をもち、「処方」誌に対してとるべき対応策を検討中であるという不確かだがさもありそうな噂が広まった。

しかし弁護団も、結局は何も決定しないことに決め、この一件では知らないふりをすることになった。そんなわけで、医師や薬剤師の批評精神も大したものではないなというイメージを与えただけでこの件は終わった。とくにこのような投薬学の場合には、笑われたらおしまいだったのだ！

似たような話だが、数年前のこと、分裂病に有効だと思われているあるエンドルフィン誘導体について私が発表したことがある。この薬剤は、分裂病にはまったく無効であるが、患者に運動興奮反応と時には性的興奮反応を起こさせることが明らかになっていた。会場にはジャーナリストたちがいたのを知らずに、私はうかつにも、このペプチドを精神病に使用することは中止すべきであり、そのかわりにインポテンツの治療でテストしてみてもよさそうだ、と強い調子で結論したのである。

ああ、しまった！　しばらく経つと、ある真面目な大衆向け科学雑誌の中に、枠囲みのあまり目立たない記事が掲載された。「パトリック・ルモワンヌ医師。インポテンツの奇蹟的治療法を発見」。私はたちまち、結婚前日の男たち、コーランの掟に従って離縁されても当然と恐れている回教徒たちからの手紙と電話の攻勢の波に飲み込まれることになった。そのすべてが、貴重な液体の数アンプルを急いで送ってもらえまいかというものだった。医師にも数人、同じ依頼をしてきた者がいた。自分の患者のひとりに使うんだという言い訳だった。

私は一文を認《したた》め、たまたまジャーナリストがそう言っているだけであること、それにいったん注射してしまえば効果が持続するのは一時間以内であること、それにいずれにせよ、精神病の治療でこの薬が失敗に終わった後は製薬会社が生産中止を決定したこと、などを説明しなければならなかった。

これらのふたつのエピソードは、言ってみれば、ジャーナリズムの威力を示しているだけでなく、医者・薬剤師は長期間きびしい大学教育をうけ科学的疑念をもつよう論理的に育成することを求めた、薬学の聖人サン・グラールを思い出すことになった。私はここで、大学における人材の育成とか学生たちの批評精神を育てる能力の有無とかをうんぬんするような悪趣味を披露するつもりはない。

しかし、精神分析の観点からすれば、医療職（パラメディカルも含めて）に無意識的にはびこっている根の中で、病《やまい》と死を否定するという小児的で魔術的な願望が、まず自分にとって、時には他人にとっても、大きな重要性をもっていることは明らかなのである。医師ならだれしもが万能薬、特効薬、万能解毒薬を夢見る。そのような願望があればこそ、ときおり一般大衆と変わらぬ無邪気さで人を驚かせることになるのだ。デカルトとニュートンは賢者の石（訳注　昔、錬金術師が捜し求めた石。金属を金に変えると考えられた）を信じたことなどあるだろうか？

夜の作業

錬金術の信奉者によれば、それは冶金術、化学、占星術、それに魔術を統合したものの上に基礎を置いたものだそうである。世上に流布している見方とは違い、この伝統科学が究極の目標とするものは鉛を金に変えることではない。その目的は人間それ自身の変革にほかならない。錬金術師は哲学者とも芸術家とも呼ばれるが、彼らの仕事が辛く長い精神作業であるという意味では確かにそうであり、全生涯を通じて研究と苦悩に耐えなければならない代償としてそう呼ばれてもおかしくはない。その間、爆発や火災など多数の危険な目にあい、もちろん宗教裁判所の焚刑《ふんけい》に遭うこともある。彼らが究極の目標とするものは、精神的・肉体的に自己を変革することにある。数十年間の窮乏と苦行に耐えて精神的・肉体的変革が達成されたとき、極意を極めた人のみが初めてかの有名な賢者の石（プロジェクション用の粉末ともいう）の製造に成功することが期待できるのである。「この奥義に自ら到達する間に、下劣な物質――法王ヨハネ十二世によって黒土（エジプトの泥土のことで alkhimiya《アルキミヤ》 という）と糞便が混ぜ合わされたもの――は、十字架上のキリストのごとく、坩堝《るつぼ》の中で苦しみ死ぬ」ことが大いなる夜の作業の本質なのである。

賢者の石がいったん手に入れば、その活力はふたたび鉛から金への金属変成試験によってテストされなければならない。結局、錬金術師は自らの発見に自信があったので、もう分かっていた比較的簡単な手順によって粉末（賢者の石）を溶かし込み、精神作業が正しく達成されていれば危険なしに吸収可能な飲料の金を手に入れることができたのである。そのとき生じる選択の道はコルネイユ的（訳注　本心と義務の板ばさみになること）である。

すなわち、不死と富を得ようとしたサン・ジェルマン伯やメルモートのようないかがわしい人たちの生き方をとるか、あるいはニコラ・フラメル、ラルマンド、フルカネルリのように四次元の世界に入って自らある種の神となるか、である。伝説によれば、これら三者は不意に消え失せ、あとに一物も残さなかったと言われている。

錬金術の基本とされているテキストは十二世紀の西洋に再び現われた古いエメラルド板（Table d'emeraude）――ラテン語では Tabula smaragdina――で、これはヘルメス・トリスメギストス（三重に偉大なる者）の手になるとされているが、実はエジプトの知神トートの書のギリシャ語版である。ヘルメスの三十二巻本のうち六巻は医学に割かれている。その中の一巻に次のように書かれている。「唯一のものの奇蹟を実現するためには、下のものは上のもののごとく、上のものは下のもののごとくあるべし」。人間は大宇宙を正確に反映した小宇宙である。医師兼哲学者だったパラケルススは、こう言ったと伝えられている。

「人間は大宇宙に似せた小宇宙的存在である……。この小宇宙が天空の現象、大地の性質、水の特性、風の性格のすべてを含む限り、ミクロコスモス（小宇宙）という高貴な名前で呼ばれるべきものである。小宇宙には、すべての農作物、水の中のあらゆる鉱物、すべての星座、東西南北の風向き、などの性質が含まれている。神は自らに似せて、気高さ、繊細さ、生気をもった人間を創造した」。

したがって、想像力のおかげで人間の魂は宇宙の魂に働きかけることができるのであり、またその逆も真なりである。この大哲学者は、物質に働きかけ（冶金術）ながら自分自身にも働きかけたのである。彼は苦行と苦悩を介して自己変革をしながら、世界にも影響を与えたのだ。

惑星のそれぞれが個体の各部分や性向に対応しているとする占星術が必須のものであることが分かったのは、この類推の原理によっている。かくして、戦傷——これは当然軍神マルスの影響であるということになるが——は、好戦的な金属である鉄を引きつける重要な性質をもった磁石によって克服することができるとされた。

要するに、錬金術は「人間をして自然の変動に関心をもたせ、それに参加させ、それと行動をともにさせる」のである。したがって、これは「物事を内部で変えるすべての操作、それにこれはもっとも重要なことだが、ふつうは自然が与えてくれなかったものの調製と円熟も可能にする操作のすべて」を指している。物質はすべて不完全な状態（たとえば黒色の鉛は「卑」金属と呼ばれた）から自然に変化し、ついには成就への道すなわち金になる、これはしばしば太陽と赤色がその象徴となっている。錬金術師《アルティスト》の役割は単に金属変成を加速し、容易にすること、言いかえれば触媒作用を及ぼすことにある。

極意をきわめた達人が錬金作業以外のものに——たとえば医学のようなより世俗的な目的のために——錬金術の理論を応用するときには、分離と結合という錬金術の操作スパジリーを行なった。湯煎鍋を作り出したユダヤ人マリーやパラケルススのように、昔の施療医の中には、ヘルメスの原理の医学への応用を研究すると同時に、錬金術師《スパジリスト》としても活躍した人たちがいた。したがって、病気と死は卑しい欠陥に相当し、健康と不死は純金を象徴することになる。いつも類似性によって理屈を組み立てる話になるが、大宇宙《マクロコスモス》と人間という小宇宙《ミクロコスモス》の間に類似性が存在しているかを再発見することが重要なのである。

　そのことについては、パラケルススが以下のように書いている。「人間の病気と治癒が特異なわけは、人間は自らがよって来たる源を覚えているからであり、森や野原の動物を知っているためであり、そして人間は動物に似たものであってそれ以上の存在ではないことを心得ているためである」。

　このように高度の類似性があるため、錬金術師兼医師は一般法則を発見し、それを治療に応用しようと努めるのである。治療への応用としては万能薬《パナセー》（ギリシャ語では *panakeia*《パナケイア》と言い、*pan* は「すべて」、*akos* は「くすり」を意味する）の研究がある。その研究に際しても、自然の摂理に逆らわずに、当事そんな言葉はまだなかった生態学的ビジョンの中で、純化されるべきものを類推することによって抽出すべきなのである。したがって、われわれは再創造（re-création《レクレアシオン》）とまったく同じくらい念入りな仕上げ作業（é-laboration《エラボラシオン》）にも関わりがあることになるが、このような言葉遊びのすべてはカバラの伝統（訳注　ラビたちによる旧約聖書の伝統的神秘的解釈）にも含まれている。カバラの伝統では、意味の微妙な変化、近似性、駄じゃれを理解できることなどを、極意に達した立派な人間の徴《しるし》とすることが求められていた。

　錬金術師は自己変革のために苦悩しなければならない。この苦悩の中から、「修行中の旅人」を迷わせたり、すぐれた達人（錬金術師兼哲学者として自己変革をすると同時に、化学者兼冶金学者として物質を変成させうる極意の人）を選べるようにするための、秘法や罠がいっぱい盛り込まれたテキストが生まれる。「石」の発見者であるとともに抜け目のない商人でもあったと伝えられるニコラ・フラメルのように、明らかに現実的な生き方をした人たちもいた。錬金術は必ずしも商業と無縁ではなかったのである。

たとえばメディチ家は、おそらくフローレンスの宗主権を獲得すると同時に公爵の爵位を得た唯一の銀行家である。彼らは、自分たちの地味な出自を忘れるどころか(medici《メディチ》は、昔のイタリア語では、医師または薬剤師を意味していた)、哲学の卵に形がよく似た丸薬を並べて風変わりな象徴的紋章を作り上げるというユーモア精神の持主であった。

現代でもそれに劣らぬ面白い話がある。アメリカのさる大製薬会社が、新しい向精神薬を売り出すに当たって、新しいイメージによるコミュニケーション法を採用した。彼らは、大いなる作業が最終段階に達してふ化寸前となり、何か新しい万能薬の誕生が期待されるように思わせるような明快で分かりやすい表現法として、とくに哲学の卵を用いたのである。われわれは常に医学のユートピアの真っただ中にいるのである。

新しいスパジリストたち

自然療法を信奉する正規外の医師たちの大部分は、病気の治癒の生理的経過には束縛されない領域に位置していると同時に、彼らは錬金術師の思考と同一線上で結びついている。同毒療法《ホメオパチー》の父とされるハーネマンは、温和な療法の原型を提唱した人だが、彼の理論のすべては類似の原理――ヒポクラテス自身の著作である *Similia similibus curantur* がそれである――の上に築かれたものであり、それは（錬金術師のいわゆる）類推の原理そのものにほかならない。

事実、同毒療法は、その事細《ことこま》かな診察といい、一元論的で人間中心主義の臨床的アプローチといい、分かりにくいラテン語名とガラリア風の異様な表現法で詳細に書かれた派手な処方箋といい、それとは気づかぬまま秘教的伝統を永続させてきたわけだが、それは今日の逆症療法《アロパチー》を信じる医師が科学的根拠に特権を与える時代になってからは、一般に顧みられることのなくなった療法である。しかしそれがフランスに導入されたときは、ハーネマン的な考えは医師たちにとって真の期待の的だった。十九世紀の半ば頃には、公認された医学には効果的な治療法がほとんどなかったわけであるし、特殊な衛生条件下で行なわれる瀉血と下剤を基本とする治療は、とりわけ侵襲的で危険であることが明らかにされていた。

後世の歴史家があれこれ議論していることだが、一八三二年にマルセイユでコレラが流行したとき、同毒療法の有効性を調べる試験を実施してみた結果、当時の公認の医術はかえって患者を衰弱させ、病気の予後を悪化させることが分かった。このような状況下では、非侵襲的な治療法であればどんなものでも、明らかにすぐれた結果を生んで当然なのである。「何もせぬことが一番」とは、今日の同毒療法でも言われていることである。

よく考えてみれば、精神分析、とくにラカンの異説は、その基礎にあるものがもっとも秘教的であるという点においては、同毒療法と同じく、錬金術的思考法の一変形なのである。精神分析は魂のある種の錬金術《スパジリー》である。錬金術と同じく、伝統的な科学（または宗教？）に関わることなのである。

近代科学は進歩の概念を休みなく追求し、研究者ひとりひとりが先人の発見を利用してもっと念入りに仕事をし、先人を追い越すような新しい知見を得ようとするが、伝統科学は最初の新発見に基礎をおき、極意をきわめた達人から与えられたテキストを後生大事に頼りにするだけである。その追随者、信徒、後継者のすべては、大先達が到達した域に少しでも近づきたいと期待するのがせいぜいのところである。同毒療法主義の医師たちがハーネマンと彼の医学のテーマに恒久的に従っているように、ラカンと彼の学派がフロイトの純粋寺院の巫女《ヴェスタ》のように振舞っているのを見ると驚くばかりである。精神分析のさまざまな学派の間では、このウィーンの大先達の思想のかくかくしかじかの一節が、信徒としての活動の中で正しく解釈されているかどうかをめぐって、数々の論争が繰りひろげられている。

パリ精神分析学会が編集している「精神分析の実践」誌の最近号を手にとってみると、その表紙は創始者であるこの巨匠の自筆原稿で飾られ、三ページ目には彼の写真が掲載されているとともに、その巻頭言は国際精神分析学会（パリ支部はその直属の支部である）の活動がフロイト神によって創始されたものであることを思い出させるようになっている。言いかえれば、オイディプスは別格として、この学会のメンバーだけが正統な継承者であって、「フロイトの思想が完全な形で伝達されているかを絶えず気にかけている」ことになるわけだ。

錬金術との類似性をもっと敷衍《ふえん》することも可能である。精神分析では自由な連想法が用いられるが、これは類似の論理の一形式にほかならない。重要なことは、明らかに述べられたこと、第一級のこと、明白なことにあるのではない。それは、語られないこと、すなわち隠れた意味の中にあり、暗黙の言葉のもつ秘密の中にある。無意識は、第二級、第三級のものの中にあることを好む。ラカンのテキスト類の中の比較的やさしいものにこだわらずに、彼にとって重要な語呂合わせについて思い出してみよう。彼の語呂合わせはカバラにもヴェルモ暦にも似たものである。

たとえば、《le《ル》 nom《ノム》 du《ドゥ》 père《ペール》（父の名前）》は《le《ル》 non《ノン》 du《ドゥ》 père《ペール》（父の拒否）》に、《je《ジュ》 ne《ヌ》 m'adresse《マドレス》 pas《パ》 à《ア》 la《ラ》 cantonade《カントナード》（私は舞台裏に話しかけない）》の後半部分は《Lacan《ラカン》-tonade《トナード》（ラカンに話しかけない）》とも受けとれる、などなど。これが「シルクハット効果」といわれるものである。

一方では、精神分析は本質的には治癒にとって触媒となるものである。このことから精神分析を自然療法の仲間に分類することも可能であるが、実際にはあまりにもしばしばただの温和な療法にすぎないと誤解されている。私たちの先生のひとりの言葉を借りれば、精神分析は無意識の「助産婦」、したがって治癒の助産婦にすぎない。分析医がそれとは気づかぬまでも最初からあらゆる鍵を自らの内に隠し持っていれば、分析作業は完全にうまくいくのである。隠れたノイローゼ・コンプレックスが深層にあるのでなければ、分析作業は難しいことではない。ルイ－ピエール・ジャヌーデの警句にあるように、「精神分析は初めよければますますよい」ことになるが、それはまさしくこの理由のためであり、さらにそれはおそらく自然療法すべてについても言える真理であろう。

さて、比較の最後のポイントになる。精神分析医は、錬金術師と同じく、何よりもまず人間という材質に働きかける中で、長期間の辛い自己変革（教育的分析）に従事しなければならない。すなわち、フロイトをまねればひとりで行なう自己分析になるが、よりしばしば行なわれるのは、ある大家のもとに身をおいて修行するやり方である。新米の錬金術師に必要な徳に関するテキストと未来の分析医に必要とされる資質について書かれた論文を比較してみるのもおもしろい。

精神分析医は（無意識のうちに）万能薬を探し求めるものだろうか？　現在認められている治療の適応を拡大するとなれば——たとえば、精神病からがんへ、潰瘍からノイローゼへ、政治から美術史へ——問題が生じることは必至である。彼らは、金を作る方法をうまく見つけたであろうか？　そこにはまったく違った論争が存在する。

医学における化学または医学における錬金術

錬金術師の考え方の影響が表われている分野は自然療法に限られるわけではない。もっと一般的な見方をとり、ヒポクラテスの教義を標準として考えてみると、医学はたえずふたつの傾向、化学的な考え方と錬金術的な考え方の間で揺れ動いてきたことが分かる。化学的な考え方は演繹的な方法であって、自然が犯した誤りを対立の原則を拠り所にして正していこうとする。そのためには有害なプロセスを妨害しなければならない。この原則は、外科手術、放射線治療、anti《アンチ》（抗〜）の冠せられているすべての薬剤——antibiotiques（抗生剤）、antidépresseurs（抗うつ剤）、antimitotiques（有糸核分裂阻止剤）、antiinflammatoires（抗炎症剤）、antipyrétiques（解熱剤）、antalgiques（鎮痛剤）、など——の基本となっている。

現代西洋医学は病気に対抗するというこの考え方に特権を与え、それが支配的なイデオロギーになっているが、同じ西洋医学が同様に第二の傾向（類推思考）をも育んできた。それは自然を助けるという考え方であって、回復の経過を妨げることなしに、類似の原則を適用して治癒を促進させようとするものである。フランソワ・ラブレーの表現では、自然を信頼し時の流れに任せよ、ということになる。このタイプの理論からワクチン注射、免疫療法、血漿瀉血などの大発見が生まれた。

臨床家が治療方法を選択するに当たっては、どちらか一方の論理に加担することになる。同毒療法医師や精神分析医のやり方に従えば、回復を促進することが期待されるものの、その触媒となるものが量的に無視できる程度の化学物質ではないとしたら、いったい何がそれに該当するのだろうか？　触媒とは、それがなければ無限の時間を要するある反応を、ほとんど無に近い量で成功させるのに必要なものである。それとは反対に、自然ができないことを無理にもやらせることができるが、それが公認された医学の基本となっている。

したがって、薬について上手に説明すること、医師の見立てと結論が正しいことを患者に納得させること、処方を科学的神秘の光輪で柔らかに包む習慣、あるいはその反対に、治療について詳細に説明すること、親切な態度で接すること、確信を示すこと、慰めること、共感を示すことなど、要するに、良き医師としての称賛すべきこれらの行為のすべては結局、患者の不安、ストレス、疑念、絶望、正常な認識の喪失などの軽減を目的とした試みなのである。それらは、要するに、薬の作用を助長し回復をより確かなものにすることを狙ったものではないだろうか？　薬理学的意義からすれば、医師の人間性《ユマニテ》は治療の非特異的効果の一部にもなっていないのではないだろうか？

したがって、化学的思考と錬金術的思考のふたつは、そのどちらもが古典的医学の中によく表われているものの、双方とも同じように薬理学的効果以外のものに賭けているという点では、結局のところ、そんなに隔たった位置にあるわけではない。両者とも、治療の成功の秘訣は、少なくともその一部は、内部の回復力を助長することにあることが分かっているように思われる。また両者とも、治療の魔術とともに科学的に不確かな要因の作用を当てにしているように見える。ここまで来ると、話はまっすぐ偽薬《プラセボ》の概念に戻ることになる。

胡散臭《うさんくさ》い行為

時代の波による変化を被っていないラテン語の活用表から引用される名詞は特別なものである。placebo《プラセボ》はプラケーレplacere《プラケーレ》の一人称・単数・未来形である。したがって、字義通りに訳せば、「私は喜ばせるだろう」となる。ロベール佛語大辞典によれば、医学的語義をもつ用語としてイギリス人によって一八一一年に初めて用いられたときには、「患者を治すためではなく喜ばせる目的で処方されるすべての薬に与えられた名詞」と定義されていた。しかし、この定義は不正確なものである。というのは、「プラセボ」なる言葉は一七八五年以降アメリカの文献にすでに現われていただけでなく、症例によっては本当に治癒させることができたのである。「患者を喜ばせる」とする考え方に関しては、少なくとも批判の余地が残されている。それを証明するため、話はしばらく脇道にそれるが、時代の経過による変遷の跡を辿ってみよう。

「プラセボ」という言葉は、古い聖書のギリシャ語版から聖ジェロームによってラテン語に翻訳されたものである「ウルガータ」（カトリック教会公認のラテン語訳聖書）の中に現われる。死者のための晩課の詩篇第一一四がそれに当たる。

休息へ戻れ、我が魂よ、主はその善により汝を満たした。
主は死から我が魂を遠ざけ、我が目から涙を遠ざけ、我が足から墜落を遠ざけた。
我れは生ける者の地にて主を喜ばせよう。
主よ、彼らに永遠の休息を与えよ、
そして、彼らが永遠の光にて照らされることを。

この聖歌の冒頭のきまり文句の中で、すでに治療と治癒の概念が明らかになっている。ここでは、死者の魂を救済し、眼から涙を引込め、転倒から足を守ることが問題とされている。また、生者の世界であるこの地上で神の気に入るようにすることも重要なこととされている。この聖歌のもつ治療的な側面が――非常に「世俗的な」一面ともいえるが――プラセボの語義が長い間に変化して結局は医学の分野に定着するように導いたのであろうか？　中世からルネッサンス期にかけては、医師たちは、遥か昔のエジプト・ギリシャ・ローマの先人たちにならって、治癒は神の仕事の領域であると思っていた。治療がもっともうまくいった場合でも、冒瀆的な言辞は避けて、彼らの医術は神の業を助けているにすぎないと考えたのである。アンブロワーズ・パレの表現になる「私が包帯し、神が治す」は、この時代の治療の原形を端的に示している。

プラセボという用語は中世の人びとをいたく驚かしたようである。この言葉はすぐに死者のための聖歌の慣習全体を意味するようになった。十二世紀のイギリスでは、プラセボは死者のための挽歌全体を指し、十四世紀のフランスでは、「プラセボを歌う」または「プラセボで」という言葉が、伝統的に泣き女の領分だった死者の儀式で復活した。その後、神（Seigneur）に気に入られるということが常に問題視されるようになり、社会の世俗化とともに大文字のもつ象徴性が消失したのである。

神（Seigneur）は貴族（seigneur）に変わり、必然的に、プラセボはおべっか使い、追従者、なじみ客、または居候を意味するようになった。この用法は、地位、職業、ときにはあの世での生までを貴族の好意に甘えて生きている人間にぴったりだった。したがって、この言葉は明らかに軽蔑的な意味をもち始めたのである。ノルマンディー地方の小学生たちがこの用語法を横取りした。彼らは、クラスメートの過ちを言いつけて教師にとり入ろうとする者に烙印を押すとき、この言葉を利用したのである。

ルネッサンス期の「不愉快なプラセボ」で治療してもらうのはおそらくあまり気持ちのよいものではなかったにしても、それは現代の学校の休み時間中に「点取り虫」と呼ばれるのとは別の、プラセボに対する鮮やかな意味づけであったことは認めねばなるまい！　十六世紀になって、プラセボの意味が広がった。この言葉は以前のように（馬車の）御者を意味するようになった――「名誉ある紳士の皆様、プラセボが皆さんをお迎えに参りました」。しかしプラセボは同時に運転操作そのものを意味することにもなる――プラセボとは、人を喜ばせ、気に入られようとして媚びへつらうことだったようである。追従者をプラセボと呼ぶ習慣は一九六三年に至るまで見られた。少なくともフランスでは、それは医学の問題ではなかったのである。

しかし、アングロ－サクソン系の国々では、変化が早かった。アメリカで初めて医学校が設立された年に当たる一七八五年には、プラセボはふたたび医学用語となった。マザビー新医学辞典は、プラセボを「ありきたりなひとつの方法または医学の（ひとつ）」と定義した。一九三三年には、O・H・ペッパーがこの定義をふたたび採用している。しかし彼はまちがえたのだろうか、それとも故意にそうしたのだろうか？　いずれにせよ、彼は「医学のありふれた方法」を問題にしているのであって、この言葉を完全に医学に結びつけ医学用語の中に付け加えたのである。形容語の「ありふれた」は謎のままで、プラセボを処方することがありふれた行為であるはずがない。おそらく彼は、ありふれた方法というよりはむしろ無害な方法と理解していたのだろう……。

「へつらい」から医学へのこの意味の飛躍には首をかしげざるを得ない。プラセボが「還俗《げんぞく》して」法衣を脱ぎすて平服に着替えたわけだが、なぜこの言葉が医師の白衣を着込むことになったのかが、これではちっとも分からないのである。その答えのヒントを探すとしたら、医師であり哲学者であり還俗僧でもあったフランソワ・ラブレーこそ、それにふさわしい人物であろう。

大作家のラブレーは、「シャティヨンの枢機卿オデ・ド・コリニー宛の手紙」の中で、医療を「患者、医師、病気という三人の登場人物が演じる戦いの笑劇」にたとえた作品「ヒポクラテス」を引き合いに出している。前二者は協力して共同の敵に立ち向かわねばならない。両者が一緒になって病気を抑え、心身の苦痛を止め、もし可能なら治癒させるように努めるのである。この協力から生まれてくる医師の態度は、「患者を喜ばせ、そのことにだけ私が完全な喜びを感じるためには、患者の感情をいささかも傷つけてはならない」のである。結局は、ラテン語のcum placere（〜の気に入る）から来たフランス語のcomplaire（〜の気に入るようにする）という言葉が医学の中に入ったのだ！

それ以前に、第四之書（Quart livre）への序文の中で、ラブレーはその考えを次のように書いている――「医師の顔が不機嫌で、無愛想で、不快で、いかめしく、気持ちわるげで、不満げで、厳しく、しかめ面をしていれば、患者をひどく悲しませることになる。しかし、医師の表情が陽気で、穏やかで、開放的で、快活であれば、患者を喜ばせる。それはちゃんと証明済みであるし、絶対に確実なことである」。

したがって、よい治療をしようと思えば、医師は必ず——それは分かりきったことだ！——患者の気に入るように振る舞い、快活でいなければならない。神を喜ばせるなんてとんでもない。これでようやくプラセボが医学畑で浮き彫りになったわけだ。ラブレー先生に感謝！

この外来語に興味をもたれた読者の方は、「plaire（喜ばせる、気に入る）」という言葉をしつけ糸のようなものだと思われるであろう。というのも、この言葉は昔は神を喜ばせることだったのに、現在ではプラセボといえば医療が患者の心をひきつけることを意味するからである。新グールド医学辞典の一九五六年版では、プラセボを「薬理学的効果はないが、患者に喜びを与え機嫌をとるために与えられる薬」と定義している。

しかし、プラセボに期待できるのは精神緊張の低下効果であって身体症状の減少効果ではないことを思えば、この定義の考え方があてはまる範囲は明らかに限定されてくる。この定義は患者を喜ばすことにこだわり過ぎているため、ますます疑わしいものに思えるのである。「今日はあなたに風とにせぐすりを処方してあげましょう！」などと甘言を並べて患者を喜ばせる医師など、どこにいようか？　最近まで、医師は神の気に入るように振る舞い、神のものは神に返し、見知らぬ者に税を収める義務があった。しかし現在、理解不能な症状をもとにして効き目のない薬を処方する医師に何ができるのだろうか？　そうでもしなければ、無意識——これは「言葉にあらわせないもの」、「不可知のもの」が現代風に形を変えた概念である――のもつ不合理で制御不可能な力に任せておくしかないのではないだろうか？

問題はまさに「喜ばせる」ことにあるのだが、その喜ばせるべき相手は患者ではなく本質的には「運命」なのであり、運命の歩みを合成薬の作用でこれ以上妨げないよう努力すべきなのである。プラセボは、一般に治療医がこれ以上なにをなすべきかが分からず、理解もしていない時に処方されるが、それは「通常の」治療が終わった時のことになる。意識しようがしまいが、プラセボを処方することは「不合理なもの」に屈服することである。プラセボの効果は実際上予想不能だからである。

プラセボを処方する医師は「運まかせ」である。結局のところ、科学性にとぼしい姿勢だ。

さらに言えば、科学的に病気を治し治癒のメカニズムを理解できる自分自身の能力について医師が抱いているある種の懐疑心が、このプラセボを処方するという行為の中に具体的に表われているのではないだろうか？　客観的有効性のまったくない薬を処方すること、うまくいくかどうか予想のつかない不活性物質にあらゆる期待をかけること、治療に成功した場合でもその理由がまったく説明できないこと、これらすべてが医療の概念を根本的に危うくするものではないだろうか？

ある側面から見れば、プラセボの処方は、魔法使いのまじない、カトリックの按手《あんしゅ》、魔法の媚薬の製造に似ている。医師がプラセボを処方する時、自らの起源が魔術‐宗教にあることを、時には辛い気持ちで思い出す。万能薬、特効薬の研究など、それらはまさに胡散臭い研究なのである。

6 医学への脅威

偽薬《プラセボ》という言葉は医学用語の中にしか存在しないので、専門外の者にとっては、西洋医学が学問と呼ばれるのに相応しい科学性を備えているのか、その信頼性に関して多少なりとも不安を抱かざるを得ない。それにしても、医師はだれよりも尊敬に値する科学者のお手本であると思われているような文化の中にあって、偽薬が効果的に利用されているという事実をどう考えればよいのだろうか！

事実、偽薬が純粋な使い方にせよ不純な使い方にせよ、医師仲間の間でかなり広く用いられてきたことが、しっかりと基礎を固めようとしている研究分野を危うくしてきたのである。結局は、まったく不活性な物質でありながら、それを使用することによってたまたま医の倫理上の厄介な問題が生じることになるもの、それが偽薬なのである。

ここで必要なことは、まず第一に医師と患者の間の信頼関係である。現在の西洋医学は、自らの治療の限界や不合理な部分には目をつむってでも、患者を喜ばせるという金もうけ主義を仕方なしに実行する必要性に迫られており、多数の医師がそれを容認しているのである。このあたりの事情をよく考えてみれば、医学には信頼できる薬で治療して病気を治す能力がないので、運まかせにしようと考えるよりは、むしろ患者の心をひきつける道を模索する方がよいとする医師の数が多くなっていることが理解できる。しかし、ここではいったい何が起こっているのだろうか？

患者と顧客

最近、ある医師会から私に「処方抜きの医学概論」というテーマで卒後教育の講師をつとめるよう依頼があった。多分、テーマが珍しいこともあって好奇心が働いたためであろうが、しかるべき数の参加者を得て会が成功するだろうと予想された。社会保険局もこのテーマに乗り気で、この会の開催費用の援助を快諾してくれた。会の成功が予想されたのはもっともだった！　二十名ほどの一般医が会に出席したが、彼らの全員が何がしかの日当を支給されたので、その日の休診を承諾したのだ。

薬理学や医療経済に関するいつもの議論——フランスは、すべての医薬品を合わせると、その処方量では世界のトップにあること、トランキライザーの処方と消費量に関しては、有名なアメリカ医師の約五倍も処方されていること、など——があって会場がざわついたが、それでも医師たちはおとなしくメモをとっていた。そこで私は不意に、みんなでロールプレイニングをやってみようと提案した。ロールプレイニングはいわば一種の心理劇であって、グループで考えた寸劇の中で、めいめいがあらかじめ与えられた役割を受けもつのである。このようなロールプレイニングの中では、劇の場面の中に自分自身の幻影を織り込むように気を配ることが問題なのではなくて、むしろ難しい問題を抱えている職業の中でいくつかの立場を演じてみることによって、自己形成に役立てようというのがその狙いである。

私が示唆したシナリオは簡単なものだった。「処方は必要がないという結論になるような診察の場面を想定して演じてみて下さい。あなた方のひとりが患者役を、別のひとりが医師役を、ほかにもうひとりかふたりの方が家族役をやって下さい」。

医師の間にはしばらくのあいだ動揺と躊躇《ためらい》が見られたが、やがて三～四人ずつの小グループに分かれ、都合五～六場面の寸劇が演じられることになった。もちろん、医師という難しい役を買って出る人を見つけることは困難だった！　十分予想されたように、劇の展開はまことに教訓的なものとなった。というのは、一定の書式で書いたものやその他の書類（証明書、にせ薬の処方箋、ワクチン接種の処方箋、食餌療法の指示書、休職証明書など）を発行せずに診療を終えることのできた医師は事実上ひとりもいなかったからである。書類を発行せずに診療を終えることに成功したただ一人の医師はあまりにも取り乱してしまい、患者に支払いを求めることを忘れてしまったほどだった！　この診察は間違いなく無報酬だったわけだ。

患者の立場から見ても医師の立場から見ても、診察をうけに医師のもとを訪れたとき、習慣となっている書類、とくに処方箋をもらわずに診療を終えるのは、まったく非常識のように思われる。

このような例はとくに小児科の場合に顕著で、そこでは一通り診察が終わったとき、医師が「あなたのお子さんはとてもうまくいっています。具合はよくなるでしょう。……丈夫になる薬を処方して差し上げましょう」と言ってくれるのを待ち望んでいるのが普通なのである。これは私の友人に関する話だが、彼は医師でありかつまた三〜四歳になる二児の父親でもある。可愛らしいがやんちゃな子供たちであることも言っておかねばなるまい。彼はこの大事な子供たちを両親に預けてヴァカンスに出かけることになった。いささか不安を感じた両親は、子供たちが完全に健康であることを確かめた上で、安心して一カ月のあいだ責任をもって預かりたいと望んだ。この友人の小児科医は、かわいいブロンド頭の子供たちがまったく元気であることを両親に見せて納得してもらった。また彼は、強力な鎮静作用をもった抗ヒスタミン剤であるテラレーヌ（*Théralène*、登録商品名）の処方箋を両親に預けてこう言ったのである。「この薬は子供たちが夜中に迷惑をかけないようにするためのものです。この年齢ですからね、お分かりでしょう……」。これではいったい彼が子供たちの年齢のことを言っているのか、祖父母の年齢のことを言っているのか、分かるわけがない。

このエピソードは滑稽《こっけい》ではあるが真面目な話なのである。患者の期待に応えるためには、彼らに「何かを処方してあげる」ことが必要であり、事実、何も与えなければ患者が不満に思うものだということを医師が理解すれば、すべてがうまくいくことは明らかである。したがって、喜ばせたいという欲求があれば、厄介な事態が生じる可能性を極力小さくする振る舞いを医師はすることになる。すなわち、診察の終了時に何も処方しないのはいけないと考えて、ときには医師自身も幻想を抱くような薬、また薬であることは確かでもその病気には効き目のない不適当な「薬の幻影」とでもいうべきものを処方することで患者に幻想を与えるのである。その薬がまったく無害なものである場合には、それが無効であることを患者に告げるよりは、むしろ嘘をついておくべきだと思っている……結局はそれを処方するのである。

幸いにも、すべての人びとに知的満足感を与えるのに好都合な多量の医薬品が公定の薬局方の中に収載されている。これらの医薬品は効き目がほとんどないかまったく無効なものばかりであるが、耐容性があるので、いわば「不純な偽薬」[*]とでも言うべきものである。それを使用することで医師は自分の使命を果たし、また自分の治療行為は高度な科学性とすぐれた倫理性に基づいているのだということを信じ込むのである。結局は、公認された医薬品を処方するわけであり、それを用いても大した危険があるわけではない。処方数の三五〜四〇%を占めるこれら偽物とも本物ともつかぬ医薬品は、科学者としての医師を窮地から救い、やぶ医者をまねるような行為をうまく免れさせるとともに、治療手段が種切れにならぬようにさせてくれる。手ぶらでは帰りたくない患者はそれで満足し、自分たちの望みがかなえられた上に明らかに科学的な方法で治療をうけたので、たちまち治るにちがいないとの思いを次第に強くするのである。どうやら契約は守られ、商取引はうまくいったわけである。受け取ったお金と引き換えに、具体的なもの——明らかに科学と知識の結実した

＊（原注）ヘルムによれば、医師が処方する医薬品の三五〜四〇%は不純な偽薬である。

もの――が手渡されたことになる。ギブ・アンド・テイクとでも言おうか。

それとは逆に、純粋な偽薬が比較的たびたび処方される唯一の場所が公立の病院である。それに不純な偽薬がたくさんあっても、多数の人びと向けに使用することは認められていないので、軽々しく処方するわけにはいかない。精神病院では迷わずに患者の知らないあいだに彼らを法の保護下においてしまうことが多いが、それは医療費が過剰な額にならぬようにするためであったり、ときには一ヵ月間もの持続的効果をもった神経弛緩薬を有無を言わさず患者に注射するためであったり、治療をすべて停止すべきだと判断した場合に備えてのことである。同様に、院内薬剤師が偽薬を調剤し、治療部門がそれを使用することも習慣の一部となっている。これらのさまざまな医療行為が患者を抑圧するための手段として実際に行なわれている。このような医療行為では「受益者」の気に入るように努める必要はないし、それを強く主張すべきいわれもない。

公立病院の医師は診察した数量に対して報酬をもらうのではなく、月給として一定の報酬をもらうだけなので、結果として、顧客の増減に悩むことがないと同時に、医師のいない夜間に患者が眠るのに必要な薬を求めたとき、催眠薬の処方を避けたい院長が、純粋な偽薬だけを与えるよう看護婦に命じている病院すら存在する。このような行為はいっときの解決にはなりえても、診療にあたる医師にとっては翌日からもっと永続性のある解決策を見つけ出すべき課題を背負わされることになる。たいていの場合、それが患者を安心させるために与えられているからであり、またそれは治療にあたる者の親切心のあらわれにほかならないからである。このような状況下では、偽薬を処方しておけば、おそらくもっと有害な投薬を避けることになり、またとくに高齢者の場合には、夜間の徘徊時の転倒による大腿骨頭の骨折をある程度減らすことにもなるであろう。

そんなわけで、純粋な偽薬を研究目的以外にも公式に処方できるのは、お金を直接やりとりしないためだけのではないいのである。この治療法は驚くほど偽善性の薄いものであるが、同時に愉快なもではないことも確かである。一方、市井においては、偽薬とは、公式に承認され正式に市販されている薬が不純な偽薬として使用されているものを指している。それはまた論理的仮説を立証するのにも役立つ。公共の場所では患者に対して純粋な偽薬を処方する同じ医師が、私的な場所ではそうはしないものだろうか？　それを検証することができるのは医師本人だけではないだろうか？

嘘から濫用へ

「あなたは私にこうお訊ねになりましたね。医師たちは一角獣の角の粉末が薬として使用されるのは悪用にほかならないということをよく知っていて、自分たちがそう言っているのに、どうしてそれを処方するのですか？　それは人びとがだまされてもいいからその薬を欲しいと言うので、医師たちが使用せざるを得ないのです。患者が欲しがっているのに、それを与えずに死なせてしまったら、患者の両親がどこまでも医師の責任を追求し、役にたたぬ古銭のように悪しざまに言うせいもあります」。

一五八二年に発表された文章の中で、アンブロワーズ・パレは法医学の立場からこのように断固たる意見を述べている。一角獣の角の粉末を処方しておけば治療を放棄したことにならず、また訴えられる可能性も免れることができる。このような考え方はパレの時代の社会背景を反映している。当時は、治療手段も数少なく、また古い時代からの遺風で、治療医は神の道具にすぎないと思われていた。魔術師でありまた一角獣の角の粉末（風とも呼ばれる。風は「中味のない空疎なもの」の意）の処方者でもある「前述した医師たち」に対して、アンブロワーズ・パレには秘められた悪意があったのではないかと訝《いぶか》る向きもあるだろう。というのは、彼自身は一介の外科医兼床屋にすぎなかったので、その生涯を通じて、権威をもつ医学部からのあらゆる軽蔑の対象とされ、同業者として認めてもらえなかったからである。

もっと下らない、もうひとつの要因も重要である。批判精神にあふれた医師兼哲学者であったラブレーさえ、たとえ疑念を抱くようなことはあったにしろ、公式には、解毒剤としての、あるいは毒液検出のための一角獣の角の効力を疑うことはできなかった。神の恩寵を願うこの時代にあっては宗教裁判所が絶大な権力を有していたが、一角獣の効力を疑うことは一角獣の存在そのものを疑うことだった。この種の懐疑心を抱くだけで直ちに焚刑《ふんけい》に処せられたのである。巨匠ラブレーはこう言っている。「これはやばい」と。

今日では、これまでとは反対に考えられるようになっている。必要な治療法や効果的な治療法がなければ、法律上のもめごとを避けるために偽薬を処方しておこうかと考えることは、とりもなおさず医師のもつ知識が時代遅れとなり自信をなくしている現れと思われている。病気でないことが確かな場合、または治療不可能な病気であることが確かであれば、治療はやめておくほうが法的には弁護しやすい態度であると言えるのではないだろうか？

もし訴訟になったら（たとえばアレルギー反応を起こした）医療事故をどう弁解しようかと、悪い想像をするものである。このような事故は、特別な治療を要する病気でもないのに、副作用がないと言われている薬剤を不純な偽薬として処方した場合に常に起こりうるものである。結局のところ、「あなたはどこも悪くありませんが、強壮剤を処方しておきましょう」と言われるよりも、「あなたはどこも悪くないので薬を飲む必要はありません」と言われるほうが患者にとって安心なことではないだろうか？　しかし今日でも、アンブロワーズ・パレの信奉者は数多い。法律ではいったいどうなっているのだろうか。

保健法第五一一条によれば、その条文はさまざまに解釈されるものの、ある物質が上手なやり方で治療に用いられるのなら医薬品とみなされることになっている。したがって法律の観点からすれば、他の医薬品と同様に偽薬も医薬品であり、それを処方することはまったく合法的なのである。そうは言っても、医学が特定の利益のために直接に奉仕する道を求めているのとは違って、法律が基本的に考慮するのは一般的利益という観点からであるということを忘れてはならない。

でも患者に情報を与え正式な同意を得て行なわれる研究を除いては、治療を受けるために診療に訪れ、そして支払い行為をする人に対して、薬理学的に活性のない「医薬品」をそうと知りながら処方することは、商業上の見地からすれば、ごまかしであり罰せられるべき行為である。何人もまがいものを本物と偽って販売することは許されない。私の知る限り、偽薬を使用することの是非に関して、裁判所は（まだ）見解を示しておらず、それを解決する判例も存在しない。したがって、この問題は純粋にモラルの立場から考慮せざるをえない。それはだまそうと意図して処方したのかどうか、見分けることである。実際、治療にはごまかしがあると考えてよい。というのは、患者は原則として診断をくだしてもらい、病状にあった治療をうけるつもりで科学者である医師のもとを訪れるのである。ところが、偽薬の作用は本来は非特異的なものであって、結局は祈禱師や好意的な隣人からうける影響とほとんど違いがない。このような状況下で、わずかばかりの薬理学の知識で理論武装をしているにすぎない医師が風（一角獣の角の粉末）を処方してくれたことに対して現金で支払うのは当然のことなのだろうか？

このことについては、前述した漫画（一二一ページ）の中で、患者が見事な問題提起をしている。治療用に偽薬をくれるなら、サルが使うお金すなわち贋金《にせがね》で支払うぞと、患者が医師を脅すのである。しかし現実によくあることだが、市販されている医薬品を、その効果が「非常に限られたものである」と知りながら「少しは効くかもしれない」と思って処方することは、結局はだます意図をもたずに偽薬を処方することであって、非難されるべきことではない。このことは、病状に対して特定の効果をもたない治療法しかないとき、不純な偽薬を処方すれば常に起こりうる問題でもある。

このように考えてくると、不純な偽薬を処方すれば倫理上の数々の問題を提起し続けることになる。というのは、そのような行為は医師のある種の欺瞞の表れなのである。医師は、たとえば、インフルエンザに効果のある治療法などないことをよく知りながら、それでも「ウイルスに対する自然防御能を強化するため」と称して、ビタミンCを基剤にしたカクテル薬を平然と処方し続ける。インフルエンザの症例には、抗ウイルス作用をもたないことが完璧に証明されている抗生剤をいつも投与し、科学性を尊重する風潮に反して、「私の経験では、この薬を使えば回復が少しは速くなるし、いずれにせよ病原菌の重感染の予防には優れた効果がある」と思いこんでいる。そんな医師たちのいる数少ない先進工業国のひとつがフランスである。このような事実を前にすれば、また何をか言わんや、の思いを深くする。

よしんば善意にもとづく行為であったにせよ、抗生剤をインフルエンザの患者に偽薬として処方するというやり方は弁護のしようがない。というのは、抗生物質には副作用を引き起こす可能性があるだけではなく、生命に関わる危険をもたらすことにもなるからである。その理由はより一般的な話になるが、規則正しく無用な抗生物質の投与を続ければ、耐性菌の選択現象を引き起こし、抗菌スペクトルが徐々に狭くなるからである。インフルエンザにかかったら、ベッドで休み、グロッグを飲み、優しく面倒をみてもらえば――これらはあまり科学的な方法とは言えないが、完全に無害な方法ではある――一般にはよい結果が得られるのである。それなのに、まったく効果のない医薬品を不純な偽薬として使用するのは危険なことであり、また比較的費用もかかるので、このような行為は非難するほかないのである。

かつては医薬品の数が限られており、また患者が医師に求めるものは何よりも病気の性質が「重症なのか軽症なのか」ということであり、また診断がついてしまえば良い助言が欲しいということだった。いまや医師の能力は低下し、診察によって診断を下すよりも高度に複雑化した検査方法があればそれを用い、新しい医薬品がいろいろあれば、その有効性や副作用とは無関係にそれを処方することが多くなった。これは医師が時に陥りやすい罠なのである。

誤りから過失へ

数年前の話になるが、正真正銘の狂人がある外科医を訪ねてきたことがある。彼女は腹部を切開してくれとしつこくせがんだ。「先生、私の腹の中にまちがいなく生きた蝮《まむし》が棲みついているのよ」。彼女は恐ろしい蛇の動きとそれが腸に沿って移動するさまを事細かに描いてみせた。蛇がとぐろを巻いたりゆるめたりするように感じるというのである。蛇は女の肝臓や脾臓に嚙みつき、通りすがりに何滴かの恐ろしい毒液を注入していく。外科医は手術はできないと頑固に拒否した。しかし女は言い張りつづけ、待合室に居すわって騒ぎだした。泣いたり、哀願したり、ほかの医師を証人にしたり、強迫さえしたのである。

何年か経って圧力が強まり、外科医の辛抱もイライラも限界に達していた。ある日、もう我慢ならんと思った外科医は、うるさくつきまとう患者に言った。「頼みは承知した。蛇を『剔《てき》出《しゅつ》』したら治ったという似たような症例の話を読んだよ」。彼は蛇の剔出をやってみることにしたのである。喜んだ患者に麻酔をかけ、腹部の表面を切開したのち、よく見える大きな傷痕を残して縫合した。彼は患者の目覚めを待った。患者が意識を取り戻したとき、医師は彼女に微笑みかけながら言った。

「あなたの話はほんとうでした。手術して大きな蝮《まむし》を取り出しましたよ。結局、鉗子《かんし》を使って引きずりだしましたがね。ごらんなさい。殺した蛇をフォルマリン入りの広口びんに入れましたよ」。

意地の悪いことをやっているなと思いながら、この外科医は蛇を手にとると芝居気たっぷりに見せたのである。大喜びの患者は蛇をもっと近くで見たいとせがんだ。すると、たちまち彼女の笑顔が消えた。

「先生、大変だわ。見てよ！　これは雌じゃないの。数日前に卵を産んだわよ。先生は卵を取り出さなかったわ。もうおしまいだわ。卵がかえっているに違いないわ。先生がしくじったもんで、今じゃ一匹どころか十四も私のお腹の中に棲みついているわよ！」

この無能な外科医は「失策と怠惰のせいで」、哀れなことに、病状悪化の責任をとらされることになった。

偽薬の使用によって倫理上の問題が生じることは否定できない。その際、患者のためのつもりが、その意図に反して、むしろ治療に悪影響が出て、医療の過失となるのは避けられない。

実際、偽薬を処方しても「何ほどのことはない」ので、さして大事には至らないだろうし、むしろ「偽の」患者と「本物の」患者を見分ける試験薬にもなりうると主張するのは、古い医学にもとづく固定観念なのである。どの臓器が原因となっているのか不明な症状を前にして診断に迷うとき、仮病を使う人とヒステリー患者だけがその作用によく反応するという考えから、偽薬が処方されることがある。偽薬の投与によって症状が消失すれば患者は確かにヒステリーであるし、効き目がなければ症状は器質性のものであって精密検査が必要だというのである。問題は、このような主張には何ら科学的根拠はないし、誤った確信を生むだけだということである。機能性疾患であってもその症状が偽薬にまったく反応しないものもあるし、一方、器質性疾患の症状であっても、少なくとも一過性には暗示によって改善されるものもある。

繰り返しになるが、偽薬の効果は、ほかのプラセボ的な治療行為の効果と同様に、基本的には「医師と患者の間の関係の質」を反映するものなのである。もし患者が主治医の影響を受けやすかったり、説得されやすかったり、支配されやすい性格の持ち主であれば、そのようなときにこそ、両者のあいだに魔術が作用する。マヨネーズをつくるには、さまざまな成分を混ぜ合わせなければならない。ヒステリー患者だけ、カリスマ的な医師だけ、機能性疾患だけでは不十分なのである。治療が成功するかどうかは、単に患者次第というわけではなく、医師の個性、疾患の性質、そのときの状況にも左右される。それを念頭に置かずに患者の健康だけを考えていたら、誤診の危険性は三倍になる。

器質性疾患（訳注　解剖的所見が見られる疾患）であっても偽薬に反応する場合には、医師は誤った診断を下したり、診察を中止したり、その患者を「精神病患者」であると考える可能性がある。ところで、前もって入念な検査をせずに確定診断を下さないまま「有効性が示されていない治療」を行なえば、たとえ重篤であっても治療可能な病気を見逃す恐れがある。このような治療をしているあいだにも、病状が進行し、貴重な時間を無駄にしてしまう。

最近の話だが、ひとりの患者が視力の低下を訴えて眼科医を訪ねてきた。いつものかかりつけの医師は休暇中であった。代診の眼科医は手早く検査をすませると、硝子《しょうし》体の圧の上昇と診断し（彼はほかの原因に思い至らなかった）、少量のありきたりの点眼薬を処方し、十分に静養するように言い渡した。

二カ月後、この患者が定期検査のためにかかりつけの眼科医のもとを訪れた。患者は視力がかなり回復したことには満足していたものの、病気の背景にあるものには疑念を抱いたままだった。そこで医師が眼底を綿密に検査してみると、網膜に最近のものではない裂傷が三カ所見つかった。それは、急いで診察したあの代診の眼科医が見落としたものだった。おそらくこのときに、病状が好転したのは見せかけの偽薬効果とも呼べる事象であることに気づいたことだろう。処方された薬物による治療では網膜の裂傷に対して無効であることは確かだった。しかし休養をとることと点眼薬を処方することで、あまり確かなこととは言えないが、網膜剝離にともなって生じた硝子体液中の浮遊物を沈澱させたかもしれない。その結果として視力が改善されたとも言えるだろう。この症例の場合には、効き目のとぼしい薬の処方に加えて静養を言い渡したことが症状の改善をもたらしたものの、そのことでかえって陰に潜んでいた疾患が相当期間、おおい隠されたのは確かである。見落とされていたこの網膜剥離ははるかに重篤な疾患であって、レーザーによる治療を緊急に行なわなければならないものだった。

非器質性の疾患でも偽薬に無反応の場合には、この偽薬に対する抵抗性に惑わされた医師は検査項目を増やし、患者が重篤な状態にあると信じこみ、機能障害の心的原因についてますます難しく考えこむこともありうる。

起こりうる組み合わせの最後のかたちは、非器質性疾患の患者が偽薬に対して陽性反応を示す場合である。この場合、本物の薬を飲まされていると信じこんだ患者は、先に述べた症例(蝮がお腹にいると信じた例)と同じように、自分の病気は器質性のものであると信じこみ、そのために症状が悪化する。ここに述べた三つの状況では、偽薬は病気の経過を長引かせ、患者にとっても経済的負担が増すが、そのような点が評価の対象になることはめったにない。

個人診療所での受診をやめにして、大きな病院や研究機関の診療を受けることにしたところで、良質の医療を受けることが危ぶまれる状況に直面することに変わりはない。単純なミスが多くなり、不幸な医療事故にあいやすくなるのである。ときには、状況が急激に悪化して、本当のスキャンダルになりかねない。

ある歴史上の大規模な臨床試験は非難を免れない。一九五五年、米国で急性灰白髄炎（脊髄性小児麻痺、ポリオ）のワクチンの試験が、対照として偽薬を使って実施された。このとき、対照となった偽薬の使用が問題となることはなかった。というのは、当時、真に対照とすべき治療薬はなかったからである。有効性も長期にわたる投与についても、まだ不明な製品を世界市場に出すには、ほかのやり方では困難だった。したがって、この見方からすれば対照とされた偽薬投与群の設定は弁護できるものである。しかし、多数の小児をしかも長期間この試験に参加させる必要はおそらくなかったであろう。そんなことをしなくとも、ある流行地域を選んで相当数の小児に対してワクチンを投与し、その有効性を追跡調査するという疫学的調査を行なえば、まちがいなく問題点が明らかになり、ワクチン被投与群の有効性が徐々に証明される経過をたどったに違いない。

この関連でいうと、抗エイズワクチンがやがて手に入ることになるだろうが、その有効性がまったく不明なのに、各種の倫理委員会やさまざまな圧力団体がどんなやり方でそれを採用するか興味深い。世論やメディアから圧力が加えられたのに偽薬投与群が設定され、しかも本当に危険性をもった患者たちが被験者の一員となることに同意したのは、まったく驚きだった。ポリオは性病ではないのに、今日に至るまでおそらくエイズよりもはるかに多数の死者と身体障害者を生み出したが、心情的には不安をもたらしたことはなかった。

もっと非難されてしかるべきものに、連鎖球菌感染症の治療で偽薬を対照として実施されたペニシリンの臨床試験がある。というのは、一九六六年当時、この抗生剤の効果はすでに十分に証明されていたのである。試験を実施してみると、偽薬投与群の患者二人のうちのひとりが急性関節リューマチを、もうひとりが糸球体腎炎を発症した。

次の例は一九七一年に米国で行なわれた臨床試験で、これはまちがいなくスキャンダル化した。この臨床試験は、経口避妊薬（ピル）の副作用によって精神障害や内分泌障害を来たすのかを知るためのものだった。メキシコ系の米国人女性がそのために募集された（このような人種差別の科学的合理性をどう考えていたのだろう！）。その半数が本人の知らぬあいだに偽薬投与群に割りふられていた。一連の治験結果をまとめてみると、そのうちの十人が望まぬ妊娠をしたのである。その当時、ピルの効果はすでにはっきりと示されていた。結局は重要性にとぼしく、医師しか関心を示さないような疑問に答えようとして、このような惨事を引き起こした臨床試験については、どう言い訳をするのだろう？　進行性の疾患に対してその効果がすでに証明されている薬剤について、偽薬を対照として実施された臨床試験の例は、残念ながらほかにもいろいろ挙げることができる。

現在は、少なくとも先進工業国では、倫理委員会の意見に従い、被験者に十分な説明をした上で自由意志による同意文書を提出してもらうことが義務づけられているので、このような臨床試験のやり方を未然に防ぐことができるように思われる。しかし、高齢者に対するある種のホルモンの影響が思ったほど無害ではないことを「確かめる」ため、大規模な臨床試験が健康老人を対象にして大西洋の向こう側で実施されたことをあちことで耳にしている。しかしまた、偽薬効果によって生じた影響を薬理効果と取り違えるというまちがった結果であっても、研究者は誠実にそれを公表するようにしなければならない。

だいぶ前のこと、私は、とくに革新的な新薬で高度の興奮作用と脱抑制作用をもつと思われる新しい抗うつ剤の臨床試験に参加した。この臨床試験では、新薬を、対照薬と呼ばれるすでに効果が証明ずみの古い抗うつ剤と比較するため、薬物は二重盲検方式で処方されることになっていた。治験に参加することを承諾した患者のひとりがアニーだった。彼女の病名は慢性躁うつ病で、精神病院内ではうつ状態にあり、毎日を肘掛け椅子の上で小さくなって過ごし、いつ頃からか病院の奥深くで人目を避けるようになっていた。治験の結果はまもなく出たが、それは奇蹟とも呼べるものだった。アニーは「元気を回復し」、筋力とやる気を取り戻したのである。彼女はアパートを借りて退院し、日中は昼食をとりに病院に来て、さまざまな作業療法に参加するようになっていた。入院時から数えて約十五年後には、彼女は毎日「外出し」、比較的幸せな老年期を過ごすようになっていた。

アニーはかつてまったく絶望的な状況にあった。ところが、彼女が「蘇生」して皆を驚かしたことがかえって、この治療法を苦境に陥れることになった。彼女に目覚ましい効果を示したためにこの新薬が商品化され、何千人ものほかの患者が同じように服用するようになったことは言うまでもない。彼女のケースは院内で大きな話題になったことは否定できないし、二重盲検の結果を取りまとめる際に、彼女には新薬が与えられていたことは確認ずみだった。この臨床試験では、アニーはいわば患者の神と崇められるようにすらなっていた！

結局、この新薬は薬局で売られることになり、販売実績でも大成功を収めた。その数年後のこと、私が勤務する病院の管理部の寛大な計らいで診療部内の改装工事が行なわれることになった。壁は塗り替えられ、椅子の布地も張り替えられた。アニーが入っていた病室でも備品が取り除かれ、クッションが取り外された。そのとき私たちが目にしたものは、治験中に彼女に与えられていた、ほとんどすべてと言ってよいほどの量の新薬だった。カプセル剤が備品のまわりにきちんと並べられていた。アニーは薬をまったく服用することなく、クッションのあいだに隠していたのだ。私は唖然《あぜん》となり、院内でも驚きの声が挙がった。

この一件は厳密には偽薬に関する話ではないが、偽薬効果と呼べるものではある。今にして思えば、あの頃アニーは私を大いに好いていたのであろう……おそらく、彼女は私を喜ばせたい、しかし軽率な危険は犯したくない、ともかく毒性という危険だけは避けたいと思っていたのだろう！それで結局は一錠も服用しなかったのだ。われわれ院内すべての者はこの薬を諦めざるをえなかった！

意図的な欺瞞

旧約聖書のトビア伝の中には、天使ラファエロがトビアに命じて一匹の魚を釣らせ、その胆汁を採取して盲目となった父トビの両眼に塗らせる話が描かれている。「この薬は両眼にできた角膜白斑にひび割れを作りそれを剝ぎ落とすだろう。そうすればお前の父は視力が戻り光が見えるようになるだろう」。角膜白斑とはいったいトラコーマ（伝染性の結膜炎）だったのか？　角膜瘢痕《はんこん》だったのか？　それとも白内障だったのだろうか？　それにしてもこの話から察すると、魚の分泌物はある種の角膜白斑を剝《は》ぎ落とすことができたようである。ちょうど魚の皮膚からうろこを簡単に剝ぎ取ることができるように。

そりゃ昔の話だろう、と読者はおっしゃるかもしれない。いやいやどうして！　この手の治療法は今日でもいわゆる臓器療法と呼ばれ、あたかも魔術のように、詐欺をはたらいてまで巧妙にやられるのである。この特殊な治療技術は、一般に患者の病んでいる箇所を想起させる臓器の抽出物を注入するというものである。更年期障害に対しては、臓器療法では牝豚の卵巣の抽出物がお勧めである。なぜ牝豚なのだろう？　臓器療法師と更年期にある御婦人方との象徴的関係はまことに不可解なものだ！

最近、私たちも眼瞼下垂症を患うひとりの若い女性に出会った。お偉い専門家――とは言っても彼女の国のいかさま眼科医のことであるが——が、出所も疑わしければ効き目もまったくない眼瞼抽出物を彼女に注射していたのである！ この話はどんな場合に偽薬が不正に使用され売られるかを明らかにしている。このような治療行為にともなう信用の失墜は、医療全体にとっても信用に関わる危険性をはらんでいる。というのは、問題が結局は、患者の側から見た場合、病人の信頼を悪用して多額のお金を巻き上げたり、治療の効果をはなから無視したりする破廉恥《ハレンチ》なインチキ医者と本物の医師とをどうやったら確実に見分けられるのか、ということに帰着するからである。薬理活性のない物質を医師自身が処方することも問題を複雑にし両者を見分けがたいものにしている。

事実、純然たる偽薬を売れば莫大な利益があがることは明らかである。売るためのコツは、その特殊な方法には治療効果が実際にあると大衆に信じこませることにある。

たとえば、フランスでは、車酔いを防止する目的で自動車の後尾に小さな鎖と黒色のゴムバンドを装着することが永年の習慣になっている。しかし、この方法がうまく行くためには、二つの条件が必要である。まず第一に、もちろんその効果の適応の幅が広く大まかなものでなければならない。その点についてはなんら問題はない。休憩所もない、曲がりくねった道路を苦労しながら走れば、同乗している子供のうちの少なくともひとりが朝に食べたものを全部吐いてしまうという不快な経験をもたない家族はまれである。しかもそんなときに限って、田舎の小さな美しい教会で行なわれる優雅で牧歌的な結婚式に出席するために仕立てた外出着を汚してしまうのである。第二の条件は、製品の作用をもっともらしく思わせるため、病態生理学的な注釈をでっちあげることである。だれもが知っているように、車酔いの原因は静電気と磁気の問題である。したがってこれらのあらゆる有害な影響を排除するには、自動車の金属部分と地面とを接触させる必要があり、そのためには独占的特許を得たこの装置を用いれば十分である、というわけである。

毎度のことだが、このような似非《エセ》科学の装いの裏には、単純な考え方——言葉遊びでもあるが——が存在する。吐き気の一因は事実自動車が動いていることに関係するので、車と地面を電気を介して結びつけるのがこの方法である。したがって、導体——金属製の鎖またはゴムバンド——はまさしく一種の「地面」の役割を果たすのである。言葉遊びをすれば、走ることによって車は象徴的に陸地に結びつく、とでもなろうか。地面につながった車の中で吐くためには実際に体調が損なわれなければならないのである！　また親がそんな場合の適切な接し方の効果を信じていれば、子供の幾人かは車酔いが治ることもありうる。現在、流行はむしろ小さな磁石を耳の後ろに貼りつけることに移っているが、その効果についてもこみいった調査が行なわれたわけでないし、これからも調査されることはないであろう。

医薬品によっては、予想外の効能を見つけたのが製造者ではなく一般大衆のこともある。プロザックは新世代の抗うつ剤として世界中で売り上げが急速に伸びているが、この薬はその愛好者たちによって当初予想もされなかった効能が見出され、そのため、通常使用される適応症の枠からはみ外して、ちょっとでも気分の悪いときに飲む幸福のピル（薬）となった。食餌療法に代わるやせ薬を目的とした化合物ヘルバリフ（登録商品名）の愛用者たちの場合も、テレビ放映を通じて、この薬を飲めば心の安らぎが得られるだけでなく、がん、乾癬《かんせん》、胃潰瘍も治せると吹聴している。

偽薬は天使の創造物であるとか、無害な技術であるとか、愛すべき罠であるなどと考えてはならない。とくに偽薬を無分別に処方すれば、健康を害するどころか危険ですらある。一九九二年、『私の関心』誌に掲載された一論文が偽造医薬品の危険性を指摘した。ルイ・ヴィトンのハンドバッグ、エルメスのスカーフ、ラコステのポロシャツの模造品が製造されているのと同じようなやり方で、詐欺師どもが旨味のある医薬品市場を蝕《むしば》んでいるのである。多数の実例がある。偽造品は完璧なものであり、その成分も含量も本物とまったく同じである。この例での被害は、経済的なものである。

別の例では、生産コストの理由で、成分は同じでも含量が少ない。一九八〇年にオランダで多数の死者がでたが、その原因は服用した心臓薬が処方された用量の半分しか含まれていなかったためである。三番目の例はもっとも儲《もう》かる方法なので、もっとも頻度の高いやり口である。外箱も錠剤も体裁は本物とまったく同じであるが、有効成分の含量は偽薬そのものである。乳糖や澱粉《でんぷん》を使用すれば実薬よりも明らかに生産コストが低くなる。東南アジアでは、二つに一つが偽造医薬品であり、ベトナムやタイ製であるという。西アフリカではキニーネの偽薬がつくられており、それが眠り病で多数の死者を出したり、病気が蔓延したりする原因になっているようである。

最後の例はもっと悪質である。実薬の代わりに治療効果がないばかりか激しい毒性をもった不純な偽薬が使われているのである。ナイジェリアでは、詐欺師どもはパラセタモール――現在流布している鎮痛薬――の代わりに、鎮痛効果がないばかりか腎臓に対してとくに危険な工業用溶剤を使用している。そのため六歳未満の子供一〇九人が死亡した。処方した医師は自分が処方したものについてまったく知らなかった。この忌《い》まわしい例は偽薬を使用することの危険性――なかでも進行性疾患の症例に毒性のある物質を使用することの危険性――を物語るものであり、確信をもって処方したとしても、毒性をもった医薬品が毒物であることに変わりはない。

7 真実という試練

偽薬を使用すれば、医師という威厳に満ちた職業が長年にわたって築きあげてきた信頼を瓦解させることになるのではないだろうか。人間のための崇高な科学であるべき医学、病人のために献身的につくす高潔さの持ち主である医師、そして、公平で疑うべくもなく誠実な医療、偽薬はそういったものと相反するものではないのか。

だが、偽薬にかぎらず、道具や技術はその利用法によってのみ善悪に分けられるものであろう。偽薬そのものに善悪の性格はない。結局は、どのように用いるか、ということである。いかなる効果もないはずのものが、ときとして絶大な効果を示し、医学を根底からゆるがしかねないこの恐るべき偽薬が、どのようなものであるにせよ、臨床医学に科学的な性格を与えているということもまた事実なのである。

薬理学が無力であることの象徴ともいえる偽薬は、薬とは別の役割を果たすものとして、かけがえのない価値をもっている。比較対照試験を実施する場合、二重盲検法による治験の枠組みの中では、偽薬を用いることによって、活性のある本物の薬がある特定の病気の治療で効力を示すものか、多少とも客観的に評価することができるのだ。言い換えれば、医学においては、偽薬なしでは科学的な証明もなしえない、ということになる。

暴露の時

ある薬の効果、とくに薬の作用の特異性を確かなものにしようとするなら、与えられたある条件下で現われる非特異的効果をすべて排除できるようにしておく必要がある。非特異的効果とは、その効果が病気そのものに関連があって、自然の成り行き（自然治癒）によって治癒したものや、病人のせいによるもの（被暗示性）や、医師によるもの（確固たる信念）などである。この目標を達成できる唯一の方法は、本来の薬を、それと完全に同一の外観（形状、サイズ、構造、色、臭い、味）をもった偽薬と比較してみることである。

この問題は簡単に解決できる。被験薬はカプセルに封入しておき、薬理効果をもたない粉末である偽薬も同じ外観をもつカプセルに封入しておけばよい。どんな場合にも、治験は無作為化して行なわれる必要がある。つまり、「被験薬」か「偽薬」かいずれかの「薬」が無作為に選択されるが、被験者のだれがどの薬を受けとるのか、それを処方者が決定することはできないようにしておくのである。そうしなければ、無意識のうちに意図的な偏りが出てしまうことになる。

処方者が自分の「お気に入り」の患者、あるいは、より症状が重いと思われる患者には被験薬を与えるが、反発を覚える患者や、あまり関心をもてない患者、あるいは症状が軽いと思われる患者に対しては偽薬を与えようとしてしまう。このような状況下では、比較のできない二つのグループが形成されかねない。

処方されたものがどのような薬なのか、患者にも医師にも知らされない二重盲検法という方法はまさに理想的な方法である。患者も医師も実際に投与される薬の正体を知らないため、被験薬の効果を信じることから生じる好意の態度も反感の態度も、ここには入りこみようがない。この方法によって、原則的には前述した無意識の選択という偏りをすべて回避することができ、また、治験の開始後に起こりうる偏りも避けられるようになるはずである。患者と患者に処方された薬が番号で記載されたリスト（乱数表）は厳重に封印され、なにか支障が生じた場合や、医療事故（たとえば中毒の際には、毒物学の専門家が投与された薬物が何であるかを知って、それをもとに、蘇生治療が行なわれる）が発生した場合にのみ開示される。当然のことながら、治験も中止される。

一九五一年になってようやく、偽薬を対照薬とすることによって薬の有効性を証明できるとする最初の論文が発表された。それ以降、無作為法、盲検法を用いたこの種の論文は数十、いや、数万にもなるだろう。しかしながら、この方法がある薬の真の有効性を保証するために、あるいは、ある治験法の土台が十分に科学的であることを保証するのに不可欠なものであるにせよ、偽薬を使用することには今日でもなお後ろめたさがつきまとう。「口を割る」、つまり偽薬を用いたことを人に洩《も》らすときであっても、偽薬という言葉はなかなか口にしがたいものである。

薬学研究の被験者となる患者から特別に同意を得ることが義務でなかった時代には、臨床研究医は偽薬が処方される可能性（二分の一、あるいは、場合によってはそれ以下の確率となる）について、多くの場合、口頭で患者に知らせるか、言葉少なに、あるいは、難解な用語を使って説明するだけであった。だが、ユリエ法が制定された現在、状況は大きく変化した。患者に手渡される通知書の中に、偽薬が用いられる可能性について明記されることになったのである。

当初、研究者たちの反応はじつにさまざまであった。偽薬が与えられるグループを含む研究そのものを、きっぱりと拒否する者もあった。もちろん、法に厳密にしたがった研究者も多かったが、製薬会社がある程度は明確な用語を使いながらも、例の言葉にはふれないような遠まわしの表現で書かれた同意書を用意させるまでには、多種多様な圧力をかける必要があったのである。では、どのような言葉が用いられたのであろうか？

リヨンの倫理委員会*のAおよびBと、その事務局の後援によって、三年間に行なわれた三百件の調査から、何例かの（偽薬の）呼称を抽出することができる。そのうちのいくつかは、はなはだ難解なものであり、偽善的なものといわざるをえない。

たとえば、「この貼布薬は単独で（薬物を用いずに）、テストすることが可能です。ただし、必要があれば、比較薬（効力のない対照薬）が併用されることもあります」、「二種類の薬剤のうち

＊（原注）　生物医学研究における人体保護のための諮問委員会。略してＣＣＰＰＲＢ

の一つを服用した被験者と、活性薬による治療を受けていない被験者とを比較する必要がありますが、それぞれの薬剤の有効性を決めるために必要なためです」などと書かれている。

他の例は明瞭な表現で記されてはいるものの、偽薬を使用することの必要性について困惑気味な説明が見られ、ある種の罪の意識（不可欠なものでないなら、率直に言って、なぜそんなことをするのか？）が表れている。それらの表現は、「偽薬、それは固有の薬理学的な効果をもたないが、心理的に好ましい効果を示す薬」、あるいは「薬学的には効力がないが、比較を行なう上で必要な物質」というものである。

また、明瞭であり、わかりやすい表現で記された文言ではあるが、あくまで偽薬という言葉は避けているものもある。たとえば、「二番目の治療法では、薬学的な活性をもつ薬は含まれていません」、「薬学的にみて中性の薬」、「薬学的に特別な作用をもたない薬」、「薬学的に特定の作用をもたない薬」、あるいは「薬学的に不活性な物質」、「薬学的に無力な薬」、「外観は同じでも、活性のある成分を含まない薬」「同じやり方で用いても効果のない薬」、「薬学的に無効な用量で用いられる薬」などである。

以下にあげる最後の例は、現在、もっとも頻繁に使われている表現である。明晰にして簡潔であり、もはや口をさし挟む余地もない。すなわち、「偽薬（活性のない物質）」、「薬動力学的に特有の性質をもたない物質である偽薬」、「偽薬、すなわち、活性のある物質を一切含まない製品」、「活性のある成分を含まない物質でつくられ、偽薬と呼ばれる錠剤」、「同じ外観をもつが、不活性の物質（偽薬）」、「不活性な物質（偽薬）」などである。

今日では、もはや偽薬という言葉も恥ずべき言葉ではなくなったのだろう！　不幸にして法律が十分に厳密に適用されなかった時代にありながらも、二重盲検法の中で、偽薬が内密に使用されることによって、発見できた成果を見るのは、喜ばしいかぎりである。

最初の武器

一九八〇年代の初め頃、私はまだ助手になったばかりであったが、統合失調症は、ほかの病気と同じように、おそらくは異常な分泌物、とくに毒素によって引き起こされる病気であり、簡単な治療によって治すことが可能であると信じていた。ペニシリンによって連鎖状球菌が根絶できたのと同じ程度であると考えていたのである。そこで私は、独創的で、場合によってはめざましい効果をあげるような治療法を探していた。私の注目をひいたのは、スタンフォード大学の一連の発表論文だった。その内容は、複数の統合失調症患者の血液中にある種の異常なβ-エンドルフィンが検出されたことから、しばらく腎臓の透析を続けてこの物質を濾過し、除去するだけで、この恐ろしい病気の治療が可能になった、というものである。

新参者のずうずうしさで、私はアメリカに手紙を書き送り、どのような治療手順が用いられたのか、その詳細を問い合わせてみた。熱意のこもった返事を受けとり、それに力を得た私は、すぐさま世界的な腎臓病学の権威であり、とくに透析の分野におけるさまざまな研究のパイオニアとして有名なトレージャー教授の門を叩くことになった。

腎臓病学者たちも、もちろんこの手法を知っていて、自分たちの専門分野がさらに広がることについては、好意的な目で見ていた。統合失調症が身近な病気であるだけになおさらである。しかし、私たちは一度この治療法を「点検」してみることとし、新しい分野に罠を仕掛けることにした。いわば透析における「偽薬」である。患者とその家族にはあらかじめ手順を伝えておき、彼らの同意を得ていた。二重盲検法対偽薬という「クロスオーバー」である。

すなわち、二週間にわたって、週に三度の期間を設け、被験者は真の透析か「偽り」の透析のいずれかを受け、つづく二週間は、逆の透析を受けることになる。臨床評価を担当する精神科医も被験者と同様に、どちらの透析が行なわれているのか知らされていなかった。穴のあいた仕切りがベッドに沿って立てられ、被験者はその穴から手を伸ばす。つまり、患者は自分の血液が透析器にかけられているのか、それとも、短絡チューブ（シャント）を通って戻ってくるだけなのか、わからないのである。

結果はめざましいものであった。

被験者のうち五名は急速に治癒し、そのうちの三人については、神経弛緩薬による治療を中断することができた。うち一名は通常の生活を送れるまでに回復した。この被験者は退院し、住居を見つけ、職業訓練施設に通い、まる一年ものあいだ薬物を服用する必要がなかった。そして皮肉なことに、これもまた、めざましい結果といえるのが、偽《にせ》の透析も本物の透析も、その順序に関係なく、効果があったことである。

なにしろ、私たちは賭けに打ってでたのだ。それまで、ほとんど見棄てられた状態であった慢性的な精神病患者が、突如として最新治療の表舞台に立たされることになったという状況は、容易に想像できるだろう。そして一群の精神科医たちが馳せ参じてきた。まだ若くはあるが、どの医師も将来を約束された者たちである。その医師たちはみな意気揚々とし、独創的で、輝かしく、場合によっては危険ともいえる欧州初の医療技術の開発にとりかかろうと意気込んでいた。そして、その研究開発には、腎臓病学のまさに最高の権威者たちの協力も得られたのだ。

さらにいえば、腎臓病学者たちはそれまで精神病患者を実際に目にする機会には恵まれていなかったのである。多少とも不安はあったものの、治療は進み、ついには本物のアトラクションとしかいいようのない光景を目にすることとなった。要するに、周囲にいるだれもかれもが熱心に面倒をみてくれるものだから、患者たちがある種の満足感を味わうことになってしまったのである。また、入念な下準備、やや痛みのともなう動脈への穿刺などが、治療の成功に寄与したとも考えられるだろう。

アメリカで始められた統合失調症患者への透析療法が無効であることが明らかになるとともに、同じ時期に世界中で行なわれた同種の研究でも同じ結果が得られたこともあるが、これらの研究によって危険で無用な医療技術が日の目を見ずにすんだのは、なによりの幸運であったといえよう。

さらにいえば、精神病患者にインシュリンを注射して低血糖昏睡を生じさせるというザーケルのショック療法もまた、同じ次元の話なのではないかと考えたとしても、おかしくはないだろう。この療法は長期にわたって世界的な成功を収めてきた。この療法の恩恵を受けた統合失調症患者たちは数千にも達するのだ。症状が著しく改善し、寛解した患者も少なくはない。おそらくは、この療法が原因で命を落とした患者もいるだろう。実際のところ、低血糖昏睡によって神経の不可逆的な合併症を引き起こす可能性があり、この療法はかなり危険なものであった。また、この療法は、荒っぽいながらも極度に退行的で、満足感と安心感を与える環境で施されることが多かった。ショック療法によって昏睡が始まるたびに、患者が二度と目をあけないのではないかと世話人たちが不安を覚えたものだが、そのたびごとにこの療法が有効であることが明らかになるのであった。ショック療法が日常的に行なわれるようになると、何人もの患者に次々とこの療法が施されるようになり、その結果、治療効果はかなり低下することになった。

偽薬を対照薬とする研究が不足している状況では、数十年間も使い続けられてきた医療技術を断罪することは難しい。同じ理由により、その医療技術を使いつづけることも望ましいことではない。しかし、この治療法が現在でも実施されている病院も存在するのである。

特効性があるかないかはともかく、ザーケルのこのショック療法が、治療に偽薬を用いるきっかけとなったことは確かなことであろう。詳細は不明であるが、ヴィナティエ病院でのショック療法にまつわる逸話を紹介しよう。

低血糖昏睡におちいった患者を目覚めさせるには血糖値を上げる必要がある。つまり、適量のシロップを飲ませる。極度の昏睡状態にあるためにシロップを飲むことができない場合には、ブドウ糖溶液、あるいは、血糖値の上昇をうながす天然のホルモンであるグルカゴンを点滴で投与するのである。以前にショック療法を受けたことのある統合失調症患者の一人に症状が再発したので、この療法が再開されることになった。昏睡状態はうまく推移した。低血糖値は客観的に保持され、その数値は極限まで下げられていた。そして、ある日のこと、看護師がアンプルをとり違えてしまい、インシュリンによって血糖値を下げるのではなく、本来は血糖値を上げるべきグルカゴンによって患者の血糖値を引き下げてしまった、というのである。

どうやら、思いこみとは、時として生物学の常識をもゆるがしかねないもののようである。

秘密の操作

一人ないし二人の中心人物以外にはだれにも知らせずに偽薬を用いる、という研究方法もある。フランス人精神科医セルジュ・フォランは、ラーガクチルに関する有名な論文を発表したが、それは倫理委員会の厳しい視線にさらされる現在では考えも及ばぬ内容をもったものである。

クロルプロマジン（ラーガクチル）は一九五二年に市販薬としての認可を受けたが、それとともに、精神病院のあり方が急速に変化し、それまで不治とされてきた精神病患者の多くが救われることになった。

しかしながら、この薬は進歩をもたらすのと同時に、その反面で背徳的な影響をもたらすことになった。すなわち、薬の薬理学的な成功の上にあぐらをかいた病院で、制度についての配慮や、束縛からの解放のための社会心理学的なこころみが完全に放棄されてしまったのである。まさに、パックス・ロマーナ（訳注 ローマの平和のこと）についてのウィウス（訳注『ローマ建国史』の著者）のおそるべき考察、「孤独をなす場所を平和と呼ぶ」そのものである。共同での活動、外出、お祭り、舞踏会、夜の集い、外に開かれた奉仕、ときには熱気にみちた共同体に変貌させるすべてのもの、これらすべてが消えたのである。陰鬱な聖衣が安らぎの場所に襲いかかったようにもみえる。そして、やたらと長い処方箋が記され、病状がうまく落ちついた患者までもが、さらに何年ものあいだ相も変わらず薬を飲みつづけることになる。このような状況を憂慮し、フォランは大胆な実験を試みた。

フォランは慢性の患者が入院している解放病棟に目をつけた。スタッフのだれにも、もちろん患者たちにも、なにひとつ知らせることなく、ラーガクチルを見た目が同じ偽薬にひそかにすり替えたのである。ただし、医師三人と研修医一人だけには、あらかじめ知らされていた。老朽化したこの病棟は、新しい患者を受け入れることもなく、難治性ではあるが小康状態にある患者たちが、出入りもなく暮らす安定した共同体となっていた。ラーガクチルの一日分の服用量は一五〇ミリグラムから七〇〇ミリグラム、投与期間は二〇〇日から九〇〇日のあいだとされていた。

実験は一九五九年の五月一日から一九六〇年二月一日までの九カ月にわたって続けられた。この研究に参加した六十八名の患者のうち、三十九名だけが分析の対象となった。残る二十九名は除外されたが、それは、途中で病棟が変わった患者や、別の療法を受けた患者がいたなどの理由による。

この除外された二十九名の患者たちに、なにも説明がなされなかったことは、この研究の最大の汚点といえるであろう。

実験の結果はまさに驚くべきものであった。入院患者の生活には何の変化もなく、患者たちにしてみれば、よもや「すりかえ」が行なわれているなどとは夢にも思えない状況であった。実験開始前とくらべて、とくにトラブルが増えることも減ることもなかった。偽薬の投与量の増減など、治療にかかわる多くの変更も、内部の研修医や当直の研修医の手で行なわれ、だれひとり不満を言える者はなかった。夏になると、患者の代表数名が押しかけ、ラーガクチルを投与する時間を遅くしろと言いだした。夜をもう少しゆっくり過ごしたい、というのである。患者たちの要求は認められた。不眠症の数名の患者は、偽薬の量が増えたとたんに眠気を取り戻した。また、投薬量を減らすと同時に、ふだんからぼんやりしていた患者が活発になる例もあった。

だが、「本物のラーガクチル」の効果が患者の身体から完全に消えるまでには時間が必要であることを、フォランは認めざるをえなかった。偽薬へ切り替えてからすでに二カ月がすぎた初夏になっても、前年までと同様に（副作用である）円形の紅斑が患者に認められたのである。

九カ月が過ぎ、実験についての報告がまとめられた。十五名の患者については臨床的な変化はみられなかった。十五名の内訳は、統合失調症患者九名、「胸腺性平衡障害」の患者二名、アルコール依存症患者一名、心神喪失患者二名、非定型精神病患者一名であった。また、統合失調症患者一名と心神喪失患者一名については、症状の悪化が認められ、後者については、「本物」のラーガクチルを注射するまでは、繰り返し発生する興奮状態を抑えることができなかった。完全に回復する例も多く、統合失調症患者四名、「胸腺性平衡障害」患者六名、てんかん患者一名の計十一名は退院するにいたった。

残る十一名の患者については、症状の改善は明らかではあるが、退院できるほどではなかった。その内訳は、統合失調症患者六名、「胸腺性平衡障害」患者一名、精神錯乱者一名、知的障害者一名、非定型精神病と診断された患者二名である。

この実験全体としては、三十九名の患者のうち、二十二名が症状の改善を示し、十七名が「失敗」に終わり、そのうち二名は症状を悪化させている。統合失調症患者二十名についていえば、退院できた四名を含む十名が症状の改善を示し、症状を悪化させた一名を含む十名には回復は見られなかった。「胸腺性平衡障害」患者についていえば、全体として成功したことが明らかだった。すなわち、七名の症状が改善し、そのうちの六名が退院している。症状が悪化したのは一名だけであった。

この研究の報告者たちは、症状が改善したどの患者も受動的であり、それは、同時代のポール・バルヴェの開発した神経弛緩薬を投与されたときにみられた受動態症候群の描写にあるものと変わらない、ということを指摘している。この受動性は、なによりも、慢性化した治療行為と看護師たちの態度から誘導されたと考えるべきではないのか？

ガストン・フェルディエールによれば、神経弛緩薬はなによりもまず「医師個人の精神安定薬」

となるというのである！　向精神薬の処方の問題に取り組んでいるピエール・シャラザクも、中等教育コレージュに発表した論文において、これとかなり近い考えを述べている。すなわち、精神科の治療における処方の性質は主治医の個性に大きく左右される、というものである。

つまり、医師が不安を覚えていれば、精神安定薬の処方量はおのずと増加する。患者がうつ病であれば、抗うつ剤が大量に投与されることになる。極端に言えば、医師が常軌を逸すれば、神経弛緩薬が気前よく与えられることになるのである。むろん、これは冗談であって、数量化するのは難しい現象であるが、その事情を理解するのは容易である。それでもやはり、これらの神経弛緩薬を使用することで、治療に従事する者たちが精神錯乱に対して抱く不安感を抑えることができたのは確かなようである。この不安感さえ追いはらってしまえば、ものごとを再び考えることができるようになり、したがって、新しい治療法について考えることも可能になる。

向精神薬があったからこそ、精神科の世界に精神分析という概念を導入できたことは、疑いのない事実である。

貴重な情報

フォランの実験では、偽薬を集団に用いることによって、薬に起因するもの、病気に起因するもの、あるいは病棟に起因するものの三者を区別することができた。この実験がより科学的な手法で追試され、より深く解析されることがなかったのは残念なことだ。追試によって、これらの薬の適応症がより厳密になり、とくに、薬の使用期間を決定することもできたはずなのだ。しかし、大半の精神科医は、病気の再発を恐れるあまり、あるいは、医師自身がまったく惰性的状態におちいって、いちど始めた治療を中断することができないものである。このことは、精神医学における大きな災厄のひとつであるともいえよう。

数年前のことになるが、私は自分の勤めている精神病院のなかでも、とくに漫然と治療を行なっている部門のひとつで同様の実験を行なってみてはどうかと提言したことがある。もっとも、神経弛緩薬の神経学的効果の「補整薬」と呼ばれる何種類かの薬を、系統的に長期間使用することは、効果の点で無意味であるばかりでなく、神経弛緩薬の作用によってこれらの薬自体の循環率を引き下げてしまうという点で非論理的であることは、すでにかなり以前から知られていた。そしてさらにいえば、これらの薬は有害でもある。ほぼ不治ともいえる神経障害（遅発性の運動異常）の発現を助長しやすいのである。

しかしながら、これに関する数十件にもおよぶ研究報告があるにもかかわらず、習慣とは恐ろしいもので、さまざまな病院で、あいかわらず神経弛緩薬とともにこれらの薬がいまもなお処方されつづけているのである。困ったことに、これらの薬がアルコールとともに使用されると、薬物中毒者がとくに好むＬＳＤと同じ効果をもつことになる。この事実があるので、精神病患者はその薬を飲みもしないで、こっそりと売り払い、好ましからざるドラッグの密売の世界を潤すことになるのである。

そこで私は極秘裏に、ある医局の責任者に接触した。そこでは、ほとんどの患者が神経弛緩薬とともに補整薬を投与されていることを、私は知っていたのである。擁護しておくが、誠実な教養人でもあるこの医局の責任者は、自分の立場を説明してくれた。問題の補整薬の使用を廃止することは、事実上不可能だというのである。廃止を試みるたびに、看護師たちが深い不安にとりつかれてしまい、そして、この不安が伝染し、患者たちのうちに再び不安を生じさせてしまう、というのである。

私が提案したのは、無作為に抽出した患者の半数を対象に、補整薬を偽薬に置き換えてみるというものであった。その医局の責任者と病院の薬剤師、私、精神科の研修医二人の計五人以外には、偽薬を用いることは伏せておく。精神科の研修医二人は、この実験ののち学位論文の公開審査に臨むことになっていた。もちろん、ユリエ法が施行されるよりもはるかに以前のことであり、現在であれば、被験者となる患者から文書による明確な同意を得なければならず、実際には、私が意図したこの実験は不可能であっただろう。

実験の手順は単純なものであった。一カ月のあいだ、病棟内の患者全員が、以前と完全に同じ量の補整薬を摂取しつづける、ただし、錠剤はカプセルに包んでおく、というものである。医局に対しては、表向きは、調合室が薬の形状を変更することにしたのだと説明した。この前実験によって、いわば対照期間にある患者たちの異常な動きと精神状態を見さだめ、本番の変更にひそかに備えることができるのである。観察を始めて一カ月後、いかなる影響をも排除できるように無作為抽出が行なわれたのち、被験者の半数はそれから一カ月のあいだ、それまでと同じカプセルに包まれた偽の薬を服用し、残る半数はそれまでと同じ薬を服用しつづけることになった。

結果は私たちの予想した通りであった。偽薬を服用した患者のだれひとりとして、神経学的な症状の悪化を示すことはなく、異常な動きや、とくに取りあげるべき問題が起こることもなかった。さらに、事情を知らされていなかった研修医たちによって臨床症状の好転が確認されると、偽薬を与えられていたグループの患者の相当数に対して、神経弛緩薬の処方量が引き下げられた。補整薬を服用しなくなったために、患者は快方へ向かい、神経弛緩薬の服用量を減らすことができるようになったのである！　このとき、薬物中毒者たちがなにを考えていたのか、残念ながら私たちに知るすべはない。よもや私たちの知らないところで、偽薬入りのカプセルがいくつか転売されていたとは！

実験が終了すると、医局に勤める医師や研修医、看護師ら全員を集め、実験の詳細を打ち明けた。驚きから覚め、形式的な抗議の声がひととおりあがると、だれもが生き生きとした興味をもちはじめ、なかには熱狂する者すらいたほどである。一見したところ、だれもが補整薬が無意味であるばかりか有害であることを思い知ったようであった。

しかし、それから数年後、別件でこの医局に立ち寄ったときのこと、どのような治療が現に行なわれているのか、丁重に訊ねてみた。すると、いささか悲しいことであるが、患者の大半は再び補整薬の世話になっていることが分かったのである。病棟に蔓延する惰性的雰囲気というものが、結局は科学そのもの以上に強力であることが明らかになったのである。

もっと視野を広げてみると、いかなる有効性も証明されていないまま実施されている治療法は、フランスだけでもかなりの数にのぼる。最後にもうひとつ例をあげよう。例の睡眠療法である。

多くの私立の病院では、うつ病の患者たちにバルビツール、神経弛緩薬、精神安定剤が与えられ、数日から、ときには数週間にわたって眠らされている。患者たちを彼らのかかえる問題からしばらく遠ざけ、いわば薬理学の括弧のなかにとじこめるという、経験に基づく考えである。実際のところ、現在までこの技術の信憑性が科学的に研究されたことは一度もなく、確実な効能といえることは、この治療法を実施すれば私立病院が財政的に安定するということだけである。これでは、どう考えても、偽薬と異なるところがない。にもかかわらず、なんとも不思議なことにフランスの保健当局はなんら疑問を覚えないらしい。すなわち、なぜ睡眠療法が行なわれるのがきまって私立の病院であり、予算上の制約が私立病院とは異なる公立の病院では行なわれていないのか、ということである。

睡眠療法には危険性がないとはいえないことや、患者を薬物中毒に追いやることも少なくないことを考えれば、そろそろ国家的な研究を始めるべきではないだろうか？

奇妙な抵抗に突きあたる場所

これまでに取りあげたいずれの例をとっても、偽薬が隠れたものを明らかにする役目を担っていることは明らかである。

偽薬とは、すでに実施されている、または、これから実施されようとしている治療法のなかに、無意味で危険な治療法が数多く残されていることを、はっきりと指し示してくれる存在である。偽薬とは、数多くの医局に疑わしい慣行がいまもなお残されていることを、白日のもとにさらしてくれる存在である。この意味で、非医薬品として使われれば、偽薬は実際のところ消費者、患者、病人の役に立っているのであり、彼らの利益と権利、そして、間接的にではあるが健康を守っているのだ。

ときとして座を白けさせるような役割を演じる偽薬は、当然のことながら、ある種の人々の不興を買ったり、ときには、あからさまな敵意すら受けることになる。

ホメオパチー（同毒療法）の拒絶

ホメオパチーにはまさに、偽薬を初めて使用した療法であるという実績があり、この事実は全く正しい。もっとも、提唱者のハーネマンが偽薬の使用を奨励したのは、彼のホメオパチーの効果を証明するためではなく、ただ単に、治療に休止期間を設けるためであった。このことは重大な意味をもっている。

一八四六年以降、ハーネマンは効力のない物質の処方をすすめているが、それは、患者の知らないうちに一時的に治療を中断し、いわゆる「活性をもった」希釈液の投与期間において本物の薬の効果を高めることができるようにするためである。ハーネマンはさらに長く味わい深い論文を発表し、そのなかで、ホメオパチーにおいて偽薬を調整するさいに、どれほど慎重を期するべきかを詳細に述べ、かのサッカルム・ラクティス（乳糖）には治療上の効果がないこと、また、陶器の乳鉢に含まれる無水珪酸が「摩擦によって活性化される、つまり、最高度の力をもつ無水珪酸Ⅰに高められ」ることがないように、用いられる容器が新しいものであることを述べている。

偽薬としてのきわめて限定された用法もあるが、ホメオパチーにはそこで使用される薬剤のおかげで、実際に治療法としての効果があるといわれている。だが、実験によってはっきりと証明されたことは、これまで一度もない。だからこそ、これまでの数十年、ホメオパチー学説をめぐって支持派と反対派とのあいだで続いてきた論争の中で、なによりも帰納的な評価が与えられることになったのである。すなわち、このホメオパチー療法が否定しがたい成功を収めたのも、ひとえに偽薬療法の力によるものではないか、と。

おそらくは、かつてはホメオパチー派であった医師ジャン＝ジャック・オーラもまた、この見方を大いに支持するであろう。彼は、ホメオパチーは「偽薬の効果を最適化するのに、今日まで知られているなかでも最高の方法」である、とまで言っている。長期にわたる診察、珍しい薬の処方、秘密めいたラテン語の名称、これらの効果によって、ホメオパチーは最大の評価を手にし、偽薬の効果を引き出す可能性を高めるのに必要なことをなしているのは事実である。

むろん、この主張は、ハーネマンの信奉者たちにとって不愉快な言葉として受けとめられるだろう。なにしろ、逆症療法《アロパチー》支持者とホメオパチー支持者とのあいだで一致する点があるとすれば、それは、治療行為の主な基盤として偽薬の効果を挙げることを否定することにある。逆症療法支持者たちは、偽薬のうちに、薬理学的でもなければ合理的ともいえない前科学的なイメージを見いだし、ホメオパチー支持者たちは偽薬のうちに、自分たちの技術を支える理論が不確実なものであると人に思われる不安を垣間見るのである。

私たちの知るかぎり、ホメオパチー独自の薬理学的な作用を絶対に確実な方法で証明した研究報告は皆無であるが、完全に否定する報告も同様に皆無である。ホメオパチーが効果を示すのはもっぱら偽薬型のメカニズムを介するためなのではないのかという疑問には、現在のところ答えは出されていない。

医学というものは、ありとあらゆる病気を治療することを目的としており、偽薬の効果が生まれる生理学のメカニズムが、偽薬の対象となる病理学に劣らず変化に富んでいることもあって、この疑問に答えを出すのは容易なことではない。偽薬が効果を発揮するのは、おそらく生物学だけに基づくものではなく、また病理学において偽薬がカバーするさまざまな状況が、数多くの偽薬を必要としているのである。

ホメオパチーは、適応症も方法もさまざまであり、実際にこの療法の信奉者の数ほども存在するという点からすれば、現在の偽薬を取り巻く状況と似たような状況にあるといえるだろう。あらゆる仮説は想像と研究に対して門戸が開かれている。水には記憶というものがあるのか？私たちにはわからないが、人間には記憶がある。あふれるほどの記憶があるのだ！　個人にとっての、あるいは集団にとっての隔世遺伝の記憶と条件づけによる記憶、受容体のもつ記憶、細菌の攻撃に対する免疫の記憶、遺伝的な記憶……。偽薬の効果とは、おそらく、それらすべての記憶を呼び起こすものであり、またホメオパチーでは、そういったすべてのものが、感受性という概念に答えているのであろう。

一七九〇年の記念すべき最初の実験で、ハーネマンは、ペルー産の樹皮（キニーネ）を与えた場合に発現する症状と、この物質に対する彼自身の感受性、彼が過去に受けていたマラリアに対する治療についての生物学的な記憶、これらの事象を巧みに一緒に示してみせたのではなかったのか？偽薬に感受性のある病気とか、偽薬効果を生み出す医師というものを具体的に描くことができないとすれば、偽薬効果、不快薬効果《ノーセボ》、偽薬に対する抵抗性を生み出す治療上の状況というものがあるのであろう。

結局のところ、どんな効果であっても、医師と患者の関係を反映したものでしかありえない。ホメオパチーによって強い信頼関係が結ばれれば、治療効果もまた強いものとなる。ホメオパチーを施す医師のやり方が、偽薬の効果を高める。それは、患者から見れば、まさに歓迎すべきことであるが、一方では、ホメオパチーと偽薬療法との統計的な差異を明らかにすることを困難にしている要因ともなっているのである。

二重盲検法を用いてホメオパチーと偽薬を対比させた研究論文は数多く発表されている。その多くは痛みや腸の刺激、流感の予防に関するものである。方法論的に偏りのない論文、とくに無作為化の水準が高いレベルにある論文では、実験結果の大半が否定的な結論であったり、矛盾した結果になっている点については、明記しておくべきであろう。ホメオパチーの熱心な信奉者はこのような方法論を厳しく非難している。それというのも、彼らにしてみれば、そういった方法論はホメオパチーの主義とその精神に合致しえないものだからである。この点については、彼らの言い分は完全に正しいといえよう。たしかにどの研究をとってみても、対象となっているのはわずかに一種類の薬だけである。それは、結腸の機能性疾患における阿片、流感の予防におけるオシロコシヌムなどといったものであり、いわば、どの方法も逆症療法的な発想である。特定の症状や病気には、特定の薬が対応する、という。

他方、ホメオパチー支持者の考えは、処方は状況と症状に基づくべきものである、という。背が低く肥満した気の短い赤ら顔の患者と、背が高く痩せ型で蒼白い顔をし、落ちついた患者とでは、処方も変わってくるというのだ。この処方の問題については、私たちの知るかぎり、今日になっても十分に科学的といえる研究発表はひとつもないようである。

数年前のこと、私は国内にあるB社が企画した、偽薬とホメオパチーとの関連性を議論する会議に招かれた。むろん、話題の中心は方法論についてであった。そこで私たちは出席者に対して、「引き出し付きの鞄二つを用いる方法」とでも呼べる方法で比較研究してみてはどうかと提案した。どのような症候群であれ、処方の内容は状況に応じて変化するわけだから、たとえば不眠症のように正確な適応症をもって処方されているすべての薬の得失点を比較すればよい。これらの薬のリスト作りから始めて、薬の数だけ引き出しのある鞄Aと鞄Bを用意するのは簡単である。鞄Aには「効果のある」薬を、鞄Bには「偽薬」を入れておく。無作為抽出法によれば、この二種類の薬が研究に組み込まれるにつれて、ある患者は鞄Aの薬を一つ受けとり、別の患者は鞄Bの薬を受けとることになる。つまり、効果のある薬だけか、偽薬だけか、どちらかとなる。この方法であれば、ホメオパチーの教義にも完全に適合するはずであり、結果として、ホメオパチーの熱狂的支持者からも、また、オーラらをリーダーとする科学的な方法論の信奉者からも非難されることはありえないはずである。

会議の期間中に、B社はこの実験のすべて、とくに鞄の製作に対して経済的な援助を約束してくれたので、私たちは出席者たちに対して大成功を収めることができたと思った。それもあって、出席者のなかにいたホメオパチー支持者の大半が敵意と憎しみのこもった拒絶を示すのを目のあたりにして、私たちは驚愕せざるをえなかった。とくに、長老ともいえる人たちの拒絶反応が顕著であった。結局のところ、彼らにしてみれば、ホメオパチーにはそのような証明をする必要など一切ないのであろう。すなわち、臨床的な観察や、実験だけで十分であり、その実践方法にしても、ホメオパチーそのものの存在によって十分に正当化される、というのである。

しかし、ホメオパチーが自らを過信するならば、いつの日かペテンと同等視される危険性もあろう。高度化された技術をもった現代の方法論的な要求の前に、いずれは膝を屈することになるのは明らかである。すべてを失いかねないのである。下手をすれば、偽薬療法なみに格下げされ、その治療効果は完全に否定され、患者からの信頼もその神秘性とともに霧散することになるのは十分に予見できるのである。それも、真実を確立するための代償とすれば、仕方のないことかもしれない。

治療技術と経済上の損失は、それがどのようなものであっても残念なことであるが、人間の精神は十分に創意に満ちたものなのだ。かならずや患者の苦痛をやわらげるべく、合理性にとらわれすぎることのない新たな理論が生まれ出るはずである。

だが、保健という分野においては、合理性こそが有益なものと見なされている。しかし、合理性という考え方がとくに有効なわけではないと確認されたうえでなお、偽薬療法というものが存在し、それが治癒の可能性と不可能性を見分けることのできる医師によって実践されていることは、好ましいことであろう。

精神分析の美しき逃亡者

精神分析もまた方法論上の高い壁に突き当たっている。なによりもまず、精神分析が治療であるということをだれもが認めているわけではない、ということがある。ルイ＝ピエール・ジャヌーデの「人は最初が元気であるほど、精神分析は人をより元気づける」という金言を持ち出すまでもなく、ジャック・ラカンのいうように、「治癒は何か追加されるものから生じる」。このような状況下で哲学的な観点から見ると、精神分析はソクラテスの名言「汝よ、己を知れ」の一変形とみなすこともでき、また、より深く自分を知るための刺激的な手段、無意識の国への美しき景色、医療というよりも哲学の領域に位置づけるべき内省的な方法ともなりうるのである。

他方では、数多くの人びとは教育分析（精神分析家志望者が受ける精神分析）と精神分析的な治療とを区別することを拒否している。すなわち、あらゆる過程を前進させる燃料ともいうべきものこそが、症状と症状に結びついた苦悩であるという。

私の同級生に非常に闊達な男がいたが、彼は精神医学を勉強しはじめるに際して、なんとしても自分を分析してもらうつもりでいた。もっとも、それは当時はほぼ義務とされていたことでもあった。自分の症状と苦悩探しがむだに終わると、彼はついに結論を出した。分析されたいという欲望が、自己のうちにひとつの症状を生みだしている、そして、いまだに分析されないということが、自分を苦しめているのだ、と。その彼もいまや才能あふれる分析医となっている。ほかの者たちにとっても、教育分析とは、医療や治療技術とは明確に異なる形成の過程なのである。方法論の合目的性そのものが曖昧な状況にあっては、客観的な評価を期待するのはきわめて難しくなる。精神分析に対して治療法としての性格を求める者たちのあいだですら、その適応症が諸派の間での論争の対象となっているのだからなおさらである。

フロイトにとっては、ノイローゼが、それもヒステリー性のノイローゼと恐怖症（不安によるヒステリー）だけが適応症となるものであった。フロイトの後継者たちは、強迫観念によるノイローゼなど、ほかのノイローゼも精神分析の対象に含めた。ラカンと彼の学派の一部の者たちにとっては、それとはまったく逆に、精神病は適応禁忌とはなっていない。クライン派は子ども、とくに精神病者を治療対象とし、マルティは、症状が「ばかげたもの」、つまりは象徴的ではないものであっても、心身相関の病気として扱っている。

私の師のひとりであるブリュノ・ベッテルハイムは、精神分析の制度的な湯舟の中に、自閉症に苦しむ子どもたちを浸からせていたし、アンジューは精神分析をグループ・ダイナミックスとして、教育目的だけでなく治療目的にも利用し、あらゆる適応症を対象としている。治療法にしたいと思うある方法が、ときには、医師によって実行に移され、また、対象となる症状や病気がどのようなものであっても、その方法が有効であることが期待される以上、その方法は特殊なものではない、つまり、偽薬と類似したものと考えられるのである。こうした考え方を補強するのが、分析する者とされる者とのあいだの関係の質によって有効性が左右されるという事実である。

最近では、国立衛生医学研究所（ＩＮＳＥＲＭ）に相当するアメリカの国立精神衛生研究所（ＮＩＭＨ）の後援を受けて、クップファーによっていくつもの実験が行なわれている。それは強度のうつ病にかかり、再発の可能性がきわめて高い二十五人の被験者からなる五つのグループを、五年間にわたって追跡するというものである。

それぞれのグループは、個人間の精神療法（精神分析の影響を受けた短期間の精神療法による治療、二〇〇ミリグラムの抗うつ剤イミプラミン、または、偽薬を併用した同様の精神療法による治療、「古典的な」診察の期間中に処方された二〇〇ミリグラムのイミプラミンによる治療、「古典的な」診察にしたがって偽薬を用いた治療などが行なわれる。いずれも、方法論的に細かな配慮が数多くとられた。患者たちはくじ引きによっていずれかの治療グループに割り当てられた。それぞれに異なる治療技術の等質性は、事前に研修期間をおくことで確保された。評価は、やはり等質化された、独立した臨床医たちによってなされた。

この研究では、有効量のイミプラミンを投与された二つのグループが明らかに優位に立っていることが確認された。一方、分析の影響を受けた精神療法と、古典的な精神療法による面談、つまり、うつ病の患者をはげまそうと熱心に感情移入を試みた療法とのあいだには、はっきりした差異は認められなかった。

実際のところ、さまざまな症状に対する精神分析の有効性を確かめようとする研究は、きわめてまれである。

しかしながら、（容易に定量化できる）恐怖症の病状の自然経過に、精神分析がほとんど影響しないこと、また、精神分析がうつ病に有効であるとしても、統計的にみれば、家父長的な医師が力づよい拳で患者の背中を軽く叩く行為（スタイルはさまざまである！）と違いのないものであることは、ほぼ明らかなようである。その他のさまざまな適応症、とくにヒステリーに対しては厳密な研究は存在せず、さらには、変幻自在でとらえどころのない精神病理学の本質を、どのように定量化すべきかがよくわかっていない。したがって、恥ずかしい話であるが、現在の認識では、精神分析が有効なのか無効なのかも、明確に結論づけることは不可能なのである。とはいえ、いつの日かこのような研究が行なわれることになるだろう。

というのも、精神衛生における治療の評価は、保健衛生予算の抑制策の一環として、注目される話題でもあるのだ。方法論的なさまざまな配慮、とくに、そのつど言い出される特別な定義によってアプローチの仕方を変化させるような精神分析による治療の均質化の試みからは、否定的な結果しか生まれないことは、容易に想像がつく。認識論的な次元でいえば、観察そのものが観察の対象を変化させてしまうことは、今日の状況においては自明のことなのだ。

したがって、研究の大半は「自然的」[**]あるいは「相関的」[*]であり、多数の症例の寄せ集めからなるものであった。その他の評価のアプローチも可能である。対照群とすべきグループがなければ、さまざまな精神療法的なアプローチの効果を評価を目的として比較すればよい。この種の評価で考慮されるさまざまな要因となりうるものが、患者、治療者、患者の家族、治療の仕方とその環境、ときには病院、それに、患者と医師の相互関係などである。

なかでも最後にあげた相互関係は、多くの精神療法の評価研究において、「成功を予言する最大の要因のひとつ」であることがすでにわかっている。そこで、精神療法を評価するリヨンの研究グループは、次に列挙する内容を盛り込んだ「患者の治療開始の等級」を制定している。

・客観的なデータ――患者の年齢、社会的な環境、性別、症状の重さ、治療期間、治療回数。
・主観的なデータ――苦痛の度合、研究の対象となる病型に対する患者または担当医の熱心さ。
・症状と診断のデータ――DSMⅢ-R、ルボルスキーの疾病等級、研究者による臨床評価明細。

これらのすべてのデータとそれらの相関関係から、研究者たちは、精神療法の期間中に現われた変化を見積もろうとした。「どの型の患者に対して、どの型のアプローチが、どの型の変化をもたらすか」を明確にすることで、「どのアプローチが最高の結果をもたらすか」を目的とする一面的な観点とは明確に一線を画すのである。このタイプのアプローチであれば、精神分析を比較による方法の束縛から脱却させ、単純に「だれに対して、どのような状況で、効果があったのか」を評価

＊（原注）つまり、状況の自然な展開を観察する開かれたもの、という意味である。
＊＊（原注）治療の前後で症状が比較される。

することができるのが利点である。「(非特異的な)偽薬の技術かどうか」という議論はさておき、このような精神分析の評価方法があるということは、次のような事実から認めねばならない。すなわち、精神分析というものが存在し、成功することもあり、治療を受けた患者には満足している者もいるが、不満を覚えている者もいるという事実である。それを認めなければ、この評価方法は精神分析を「厳密な科学」の領域外に追い出してしまう。とはいっても、精神分析を「民間療法」と同列視しているわけではないが。精神分析が科学至上主義の医学の分野に入らずにいることが、偽薬に対する実験を不必要で場違いなものとしているのである。

さらにいえば、精神分析は科学的な認知という罠から抜け出すことで、すべてを手に入れることができたのかもしれない。だが、再現性もなければ、反論もできない精神分析が、科学的な認知を受けることは将来もないだろう。精神分析が比類のない知識をもたらす道具にとどまるのなら、また、患者の非理性的な面を相手に苦闘している医師に何らかの意味を与えてくれるのなら、また、自分自身のうちへのすばらしい旅を与えてくれるのであれば、実際上、精神分析が科学的な根拠を示す必要などまったくない。科学的な根拠がないからといって、精神分析の尊厳が損なわれるわけではない。より人間的な姿を受け入れているのだ。

精神分析が本質的な問題を提示することはないだろう。科学的であるかどうかにかかわらず、他者に(自分に)よいことをするのを禁じるものなど、なにもないのだから。それで十分ではないか。だが、健康保険が適用されるかという問題はこれからも残るだろう。保険会社にこのような説明が理解できるのだろうか？　そう願いたいところである。

すべては複雑にからみあう

偽薬を対照薬とする二重盲検法による実験は、今日、薬理学研究における科学的な純粋さと厳密さという点では最善をつくして行なわれているものである。しかし、これまでに述べた方法にしても、批判の余地がないわけではない。この点について、ホメオパチーや精神分析にかかわる医師にはすでに弱点がわかっている。研究の世界でも、批判者たちが声をあげはじめたが、その声は完全に正しいようにも思える。

避けては通れない第一の批判は、この手の科学実験が、患者と臨床医を日常的な診療の場とは比較にならないほど完全に不自然な状況に置く、という点である。

おそらくはもっとも風刺的な精神医学を例にあげると、症候学的な観点では、募集された患者たちが例外となることは明らかである。なぜなら、彼らは「分類法の書物にあるような」完全に純粋な症候群の患者なのだ。だが、そのような状況は現実的にはきわめてまれであり、病院の研究の場にしか存在しない。

たとえば、薬理学の研究がやりやすいように構成された私の医局では、うつ病の入院患者十名のうち、かろうじて一名だけがさまざまなプロトコール（治療計画書）の要求を十分に満たしていた。

すなわち、極度の不安、肥満、自殺の危険性、避妊なし、そして、薬を一切処方しないウォッシュ・アウト（洗い流し）と呼ばれる期間に移行するとともに現われる単独療法への欲求、などである。ちょっと考えてみれば、うつ病の分野ではつねに、見せかけの芝居など適度の偽薬が必要なことは明らかである。

一般に、いわば比較対照化されたプロトコールは、定量化できる最低のスコアに達した（十分に高い）重いうつ病の患者たちを予期したものである。だが、この患者たちが偽薬を受けとる可能性があるので、一般には、彼らが自殺する危険性を見せるようであってはならないとされている。だが、明らかに、スコアが高いのに自殺指向がないうつ病患者など存在するはずがないのだ。ではどうするのか？

ひとつには、研究者は危険性のない「落ちついた」患者だけを選別せざるをえず、聞きとり調査を「押し進め」てスコアに必要な最低点に達するようにする。できるだけ「見栄えのする」、つまりヒステリックな被験者を選ぶのである。つまるところ、恣意的な選択ということになろう。またひとつには、自殺の観念作用を無視する——耳を貸さない——ことである。怠慢による嘘や不安、それに自分がストレス性の潰瘍にかかる危険も、まとめて棚上げしてしまうのである。

むろん、うつ病の症例が極端なものであり、より独創的な解決策が求められるのであれば、ほかの病気についても、とくに生命にかかわらないかぎりにおいては、偽薬を対照薬とする実験方法は完全に正しいものであるといえよう。

さらに別の批評は、この不自然な状況が病気の推移に影響を及ぼすという事実に着目している。当然のことだと、この方法の支持者は答えるだろう。それこそが、偽薬グループの正当化であり、これによって、研究対象となっている治療法に関するものは別として、似たような治療状況にある病気の推移を評価することができるのである。しかし、この説明も完全であるとはいえない。

それというのも、偽薬グループを設定することによって、研究状況におけるさまざまな要因を比較することが可能になるとしても、研究向けではない市井の患者の治療状況との比較は一切できないのである。この一般の患者たちこそが、究極の対象となるものなのである。

数年前のことだが、私はある製品を調査するための実験を思いついたことがある。その製品の効果はサルで実証ずみであった。すなわち、サルの群れの社会的上下関係を乱すことなく（リーダーも支配下のサルもそのままの地位に留まるので、「革命的」な製品とはいえない）、サル同士の交遊関係をより親密にする、つまり、グルーミングやシラミ取り、愛撫、やさしさが増すにつれ、個々のサル間の距離が縮まるというものである。旧ユーゴスラビアやルワンダ、カンボジアの指導者を対象にして実験を行ないたいと申し出ても、どこの倫理委員会からも許可が出るはずがないので、精神医学の分野で、攻撃的な被験者を対象としたプロトコールを考えてみるように言われていた。まずは、当時の各倫理委員会を説きふせなければならなかった。実際のところ、攻撃的な性格は本質的には病気ではないが、その攻撃的な性格を抑えることは、必ずしも非道徳的なことではないのだ、と。

攻撃的な性格がなければ、人類ははるか以前にこの惑星の表面から消え去っていたはずである。しかしながら、精神病者に殴られかけるようなことがあれば、社会的に共通する倫理にも限界があり、ある種の形の攻撃的性格を抑制するのは、無視できないほどの利益をもたらすのではないか、とも思える。

決められたプロトコールでは、「クロス・オーバー」の方法で、攻撃性を抑える薬が偽薬と比較された。

一カ月間、患者たちは本物の薬か偽薬のどちらかを受け取り、次の一カ月はなにも受けとらず、さらに次の一カ月は、偽薬か本物の薬のどちらかを受けとった。患者がいかなる治療も受けない一カ月の期間は統計的な観点から必要なものであり、被験者ができるだけスタート地点に戻れるようにして臨床的に同様な状態から始めることで、二つの期間を比較できるようにするためである。この種の治験では、被験者それぞれが比較対照となる。つまり、患者は三カ月のうちの一カ月だけ、薬理効果があると思われる薬を受けとるのである。被験者は攻撃的な性格の持ち主でなければならず、その評価は、広範な質問（AMDP、ホプキンスの症状チェックリスト）によって攻撃性の等級を決めることで行なわれた。

実際に、非常に攻撃性の高い被験者が集まった。銃を持った警備員を必要とするほどの妄想患者、監獄を出たばかりの精神病者、拘禁を解かれたばかりの精神病者、などなど。面談による評価は十五日ごとに行なわれたが、治療のない時期には行なわれず、一カ月間は患者との面談はなかった

（これもまた、開始時の臨床状態に戻る必要があるためである）。プロトコール（実施計画書）が難しいこともあり、研究者は月ごとに、バリント型の監修グループとして集まり、治験がうまく進行するよう確認し、製薬会社も含めてだれもが安心できるようにしていた。実験には古参の研究者が五人も参加していたが、活用できそうな観察例を三十も集めるには、二年以上の歳月が必要であった。

結果はともかく驚くべきものであった。偽薬の期間と実薬（本物の薬、被験薬のこと）の期間とで、差異がなかった。というのも、両者とも、改善のスコアは平均して八〇パーセントだったのである。この治験が行なわれたような状況下では、偽薬以上の効果をあげるには、よほど特別な薬でもなければ無理なのだろう。逆に、（偽薬と実薬の）二つの期間に差があれば非常に意味深いものとなるが、被験者が薬を受けとらず、面談も行なわれなかった期間は急速に悪化し、統計学者が大満足するのではないかと思えるほど、すぐに初期のスコアへと戻った。製品にとっては取り返しのつかない失敗であったが、方法論はまちがいなく正しいものであった。

当然のことながらこの薬は断念された。もっとも、この治験結果のせいだけというわけでもないが……。プロトコールが極度に複雑だったこともあって、一般にはこれらの被験者たちが、極端に強制的で安全な枠組み、したがって高度な医療の枠組みの中で、攻撃的性格のままで放置されていたことは明らかである。研究の対象を変えたものは評価のやり方だったのである。

偽薬を対照薬とする二重盲検法の真の性質に関しては、ほかにも批判がある。エドラーは、そのすぐれた論説のなかで、研究がこのタイプのプロトコールを用いて得た栄光に基づいていることを示すとともに、二重盲検法の手順そのものが、科学における世紀的な大失敗の一つとされるかもしれないと述べている。たしかに、患者も医師も同じように、治療を評価するのに副作用を根拠にしているのは事実である。

ところが、偽薬を使用した場合には、触知したり感知したりできる副作用がほとんどないので、同意書にサインする段階でそれを知った患者は、自分が偽薬を受け取る可能性があると覚ってしまう。そして被験者も研究者も同じように、その八〇パーセントが、与えられた薬の性質（効果のある薬か、あるいは偽薬か）を知ってしまう可能性がある。そして多くの場合、無作為化の暗号書の封を切るまでもなく、二重盲検法は取り消しになるのである！

研究者が成功と栄誉を求めるあまり、知らず知らずのうちに、患者のうちに最良の結果を見出そうとする傾向が生じ、患者が本物の薬を服用しているはずだと思いこむようになる（観察者のバイアス）。同様に、患者は医師を喜ばせようと願って自分が本物の薬を服用しているのだと思いこめば、自分の症状を美化する傾向が現われよう（患者のバイアス）。多少とも自覚されているこの二種類の動機は、大きなミスへと誘導しかねず、研究対象となっている薬にとって都合のよい結果となるのがつねである。

今日、書類上では比較対照研究の現代的な方法論の要求に完璧に応えてはいるが、数カ月、あるいは数年のあいだ服用しつづけても、ほとんど効果の現われない薬が市場に出まわることなど、けっして珍しいことではないのだ。販売数値は効果を示す最良のバロメーターであり、概して、さまざまな評価委員会の多数を占める、臨床医ではない官僚の気に入るところである。その薬の名を明かすほど残酷なことをするつもりはないが、今日では、「盲検」法を優先するあまり、臨床観察をおろそかにする傾向があり、この種の高くついた失望が増加する危険がある。

したがって、副作用を引き起こしかねない偽薬を使用する必要があるのかどうか、自問することになる。となると、それはほんとうに偽薬といえるのだろうか？

トムソンの研究では、偽薬による増幅作用ということばで、不純な偽薬であるアトロピンの他覚的な副作用に関連した現象について述べている。口内の乾燥、便秘、細かなふるえ、目の調節機能の障害、ときには尿閉や緑内障など、イミプラミン系の抗うつ薬（初期に臨床応用されたいわゆる第一世代の抗うつ薬）と同様の副作用を引き起こす物質である。もっとも、これらの副作用のすべてをひっくるめて、「アトロピン中毒」と名づけるのはよくあることである。

仮説（実際には証明されておらず、この研究の最大の難点である）をもとにすれば、アトロピンは抗うつ効果をもっていない偽薬そのものであり、著者はイミプラミン（対照薬となる抗うつ薬）と比較し、抗うつ薬対偽薬についての七十五件の比較研究による分析の結果も含めて、「偽薬」の効果が明らかであるとしている。つまり、期待された副作用によって、偽薬グループに治療効果が見られたということである。

うつ病の患者たちは、その大多数が抗うつ薬に対して無知なわけではなく（すでに服用したことがあるか、「病気仲間」や周囲の人間から付随する効果が期待できると聞いている場合）、おそらくは偽薬効果の増幅作用がみられるこれらの状況においては、自分たちが偽薬グループにいるのか、それとも本物の薬のグループにいるのか、見抜くことができなかった。さらに、予想され「期待」された付随効果を感じとることで、患者たちは、「本当に治療されている」のだと確信しながら元気づけられることになるのである。

二重盲検法の確実性の問題は研究者たちの関心事に違いない。この方法は心から満足させてくれるし、研究が「科学的」であることを保証してくれるので、研究者たちは型通りに踏襲しがちであるが、実際には保証などなにもしてくれないのだ。

数年前に一般医とともに私が企画した未公表の研究では、偽薬を対照薬として、抗不安作用をもつ分子の服用量による効果の違いを調査するのが目的であった。私は治験を開始するまえに、患者一人ひとりがどのように想像しているかを書き留めておくよう研究者全員に指示していた。すなわち、自分が受け取るのは偽薬と抗不安薬のどちらなのか、抗不安薬だとすれば、どれくらいの量になるのか、という想像である。研究に参加した一般医五人のうちの三人が、三〇パーセントから四〇パーセントの割合で間違えていたが、五人のうちの一人は、二〇分の一の確率でしか間違えず、残る一人は、一六分の一四もの確率で間違えていた！　むろん、無作為抽出の暗号を入れた封筒は、完全に封印されており、研究者たちが誠実であることも間違いなかった。ほぼ正確に認識していた医師は、どちらかといえば冷静で、熱意はあるが感情を表にさらけ出すことのない人物であり、また、誤認の多かった医師は逆にきわめて熱狂的な性格をもった人物であった。

いくつかの単純な計算をしてみたところ、この研究における偽薬効果は、ほぼ誤ることのなかった医師よりも、気の毒なほどの確率で賭けに負けた医師によって治療された患者のほうに著しく多かったことが確認されたのである。そのわけは、それほど深く考えなくても想像がつく。両者のうちの研究熱心なほうが、この分子の研究という側面をより重要視し、無意識のうちに、より冷静な手法でものごとを提示し、より客観的な手法で観察したのに対し、より臨床医らしいもう一方は、治療を優先し、ものごとを極端に説得力のある手法で提示し、誠実な目で結果を観察したのである。この話はまったく矛盾しているようで、説明するのは難しい。結局は、二人のうち最高の研究者とみなされる一人は、この研究の科学性を損なうことなく二重盲検法を見破ることができた医師なのである。

二重盲検法における同様の方法は、その大半がデータの極端な規格化を根拠にしている。これは私がマクドナルド文明化と呼んでいるものの証拠でもある。東京であろうが、パリであろうが、テグシガルパであろうが、ワガドゥグであろうが、どこでハンバーガーを買おうと、ひき肉やパン、ソースの量も味もまったく同じであることがわかるだろう。だが、この手の外食産業がはたして味覚をきわめることができるものだろうか？

比較対照試験というプロトコール（実施計画書）のなかで、研究対象となる患者たちは規格化され、治療の方法も、東京のうつ病患者であろうが、ロサンゼルスやワガドゥグやミュンヘンの患者であろうが、同じものとなってしまう。この手順の利点は、さまざまな国の研究者にとって、自分たちが同じ病気を話題にしているのだと確信することができることにある。問題は、さまざまな研究分野において、純粋で治療の可能性を奪われたこれらの病気がきわめてまれなものであり、人為的な環境（研究部門）において「取り上げられた」ものであり、それ自身が例外的なグループを形成していることにある。とはいえ、極度に限られたこのグループが、ときには、研究対象となる分子の発展のためのモデルともなるのである。

この種の方法論は当然のことながら長く続くはずであるが、その排他的な性格は捨てさるべきではないのだろうか？　むしろ、新たな方法論が提案されるべきであろう。すなわち、より甘い選別でより多人数の被験者が自然な環境で治療されるようにする。つまり、確実な二重盲検法を利用することで、関連する治療法を規格化しなければならないとしても、臨床的にみてより現実にちかく、より単独療法から離れた方法論を採用するのである。そこでは、治療医でもなく、製薬会社や臨床医とも無関係な者によって評価されることになるだろう。このような方法のためには、臨床評価を下す国家的な団体を作りだす必要が生じてくる。そして、国立衛生医学研究所のように、だれからも異論の出ることのない決定機関によって、その評価が保証される。もっとも、そのためには、国立衛生医学研究所が研究所のマウスの健康にばかり気を使うのではなく、もう少しばかり臨床的な治験に身を入れてくれるようになる必要があろう。

薬か偽薬か？　薬学療法か偽薬療法か？　義兄弟、あるいは敵なる兄弟のあいだで交わされる戦いは熾烈なものとなる。だが、敵対関係よりも強いもの、それは分析によって姿を現わす運命共同体である。力も同じ、危険性も同じ、限界もまた同じなのだ。結局のところ、物差しも使いよう、というではないか？　行政よりもさきに深く考えておく必要があるのは、二種類の薬、あるいは二種類の治療法にとっても役に立つからである。団結は力となりうる。そう、互いに補完しあって手を組むことができれば、対立している状態にくらべて、驚くほど効果を高めることができるはずである。ならば、理解しあう以外に道はない。

8 最終的な理解

偽薬の使用は、十分な説明と患者の明確な同意が義務となっている研究という枠組みのなかに、とじこめておくべきなのだろうか？　日常的な治療に偽薬を用いることは禁止されるべきことなのか？　偽薬は太古より知られた囮《おとり》なのか？　医学は礼節を失うことなく偽薬の使用を支持しつづけることができるのか？　医学のためであれば、その卓越した職業の担い手である者たちが、いかさま薬にすぎない偽薬を薬と偽って処方しつづけることを受け入れるべきなのか？　医師たる者が無意味な処方をするというのなら、いったいだれを頼ればいいのか？　だれを信じろというのか？　医師ほど厚顔ではないが、高貴なるヒポクラテスの高貴なる守護をもって任じている町の民間療法師か？

契約の表現

相手に説明もせずに偽薬を処方することは、本来、故意の虚偽行為である。驚くことはなにもない。ひとたび信頼が崩れれば、患者が医師を疑うのは当然のことである。実際にこのようなことが起これば、ぺてんとなんら変わることはない。むろん、軽い嘘であれば、必ずしも非難されるべきものにはならない。嘘は社会生活に必要とされる礼儀の基礎となるものである。自分が考えていることをすべて口にしてしまうような生活など、想像もつかない。うそ偽りのない会話の例をあげてみよう。「やあ！　別にあんたの調子がどうかなんて知りたくもないな。まったくそのネクタイは品がないぞ。どうして、あんなに散らかった部屋に住んでいられるんだ？」

礼儀正しさと社会的な平和とは、多くの場合、小さな嘘の積み重ねの上に成りたっているものである。しかし、日常生活では怠慢による嘘（真実を告げない）の例がいくらでもあるとしても、偽薬の場合その状況を同じように考えるわけにはいかない。というのは、治療に関する人間関係は、契約という枠組みのなかにあるからである。病気の症状に苦しむ人物が、専門的知識と公式の免状を手にする別の人物に相談し、金銭を渡す。両者の間で暗黙のうちに契約が交わされるが、これは結果を保証するものではなく、手段を保証する契約である。臨床医は法的に最善をつくす義務がある。最大限の注意をはらいながら、最善の治療結果をもたらすように努力しなければならない。医師は患者が完治することを保証するものではないが、完治を目指し、「現在までの科学の進歩状況に合わせ」て「最善をつくす」義務があるのである。

医師と呼ばれるにふさわしい者であれば、患者を診察するにあたって、正確な診断を下すために必要な科学的な知識をもっているはずであり、当然のことながら、患者の病気に対して適切な治療法が存在するか、あるいは逆に、有効な治療法が存在しないかを判断する力があるはずである。このような医師だけが、治癒の機会を失するような危険を患者に負わせることなく、逆に、不純な偽薬の危険と副作用を回避しつつ、偽薬を処方することができる。

医師の用いる偽薬は、治りそうな病気であればぺてん師が相手を選ばずに与えてしまうようなでたらめな薬とは、まったく異なるものなのである。

最善の治療

偽薬を対照薬とする二重盲検法によって、さまざまなコレステロール低下薬の長期効果を比較評価した研究は数多い。これらの研究の結果はきわめて興味深い。

研究対象とされた薬はどれも、血液中のコレステロール濃度に対しては明らかに効果があり、冠状動脈に関連した疾患は治療可能なグループに含まれることになった。しかし同時に、偽薬を与えられたグループとくらべて、効果があるとされた薬によって治療を受けたグループでは、血管に起因するもの以外（自殺、殺人、事故）の死亡率が上昇していたのである。

当然のように、このことについては数多くの解釈が現われることになった。単なる偶然の結果ではないのか、あるいは、薬によって半睡状態が引き起こされ、事故を誘発しているのではないか、というのである。この研究から生まれた大きな問題は、血中のコレステロール値を低下させる効能をもつ薬の処方が、血管に起因する病気にかかるリスクを減らすものの、事故などの突然死を招く危険性を高めることである。要するに、手に入るものがあれば、失うものもあるということである。庶民の観察の果実ともいえる、ありふれた話題のなかにも、体重と性格との関係にふれたものが数多く存在する。「喜んで食べたのなら、悪いことなど起こらない」「痩せようとダイエットしたら、気分が落ちこんでしまった」人物などである。また、田舎でも同様に、肥満した人物は、「元気な」人物であり、「健康に太った」人物とされる。この問題にまじめに取り組んだ研究者もいる。興味深い生理学的な仮説が立てられ、いまだに論争の種となっているが、その仮説を解く鍵のひとつとなるかもしれない。

たしかに、ニューロンへ取りこまれるセロトニンの量とコレステロールの濃度とには関係がある。マリア・アスベルクによって明らかにされた、セロトニンの濃度の低下と自殺衝動や殺人衝動との関係が、事実として証明されたと見なすならば、低コレステロール血症の研究実験の最中に起こるトラブルもまた、脳内のセロトニンの低下によって気分が落ちこみ、自傷的、あるいは他傷的な傾向が強く出るためだと説明できるかもしれない。

したがって、コレステロール低下薬を処方する際には、事前に、患者に潜在する衝動について入念に検討することが不可欠となる。そもそも、痩せるためのダイエットの過程では、攻撃的な性格や気難しさが、ときとして驚くほど強まることがあるということは、コレステロールの専門家を除けば、昔からだれもが知っていることである。

深刻なうつ病と世俗的なうつ病

偽薬を対照薬とする抗うつ薬の研究でも同じ種類の問題が出てくるかもしれない。深刻なうつ状態の過程で、イミプラミン系の新世代の薬であるＩＭＡＯが有効であることに疑問の余地はない。とくに憂うつ症の場合には、患者は道徳的な苦痛や罪の意識を覚え、自殺願望にとりつかれたり、心因性の不能状態におちいったりするが、そのような場合に効果がある。ただし、うつの症状が軽く、入院の必要がない場合となると、状況は大きく異なってくる。

米国精神医学会の提案した精神障害の分類法*では、この曖昧な点がさらに強められる結果となっている。「重大なうつ状態」と不正確に訳された「メジャー・デプレッション」という言葉では（メジャーという単語はフランス語と英語では完全に同じ意味ではない）、強度の病的な過程——たとえば過度の憂うつやコタール症候群など——なのか、それとも、休職を余儀なくされたり、ふだんの生活から離れなければならないほどではない、より「世俗的」なうつ病なのか、わからなくなってしまうのである。

ところで、研究対象である「うつ病」のことであるが、それはまったく異なる複数の病気をひとまとめにした呼称であることは明らかである。一般にリチウムで完治する躁うつ性の精神病、近親者との死別や失業に反応して発症するうつ病（リチウムはまったく効果なし）、秋から冬の日光を浴びることで治療することのできる唯一の症状である季節性のうつ病（SAD）、これら三者の間には、臨床的にみても生理病理学的にみても関連性は皆無である。これほどちぐはぐなものを「うつ病」という名称で一つにまとめてしまうのは、混乱を招くような言葉の濫用であるだけでなく、知的欺瞞であるともいえるだろう。

多くの場合、うつ病についての薬理学的な研究結果はひとまとめにされ、研究開始時でのうつ病の程度いかんにかかわらず、スコアは累計される。この統計学的な手法では、軽度のうつ病も中度のうつ病もより重度のうつ病と混じり合うため、重症患者で認められた改善が統計数値全体の改善ということになるのである。逆に、研究対象となる母集団を層別に分け、うつ病の重症度に応じて障害の違いをはっきりさせたとしても、多くの場合、軽度から中度のうつ病では、抗うつ薬と偽薬との有意差は出ないものだと気づくことになる。ならば、副作用すなわち毒性をもつことの多い抗うつ薬を処方することは、倫理に反することにならないのか？　ときには不純な偽薬のように無害な薬を用いて熱心に治療するだけで、よい結果が得られるではないか。

問題は、軽度から中度のうつ病が古くからきわめてありふれたものであり、この種の問題はその経済的な結果が重要なので、冷静な議論を始めにくいという点にある。おそらくは今後も、入院患

＊（原注）ピエール・ピショー教授も同様の発言をしているが、別の国際分類すなわちICD - 10（WHOで制定された国際疾病分類）のような世界的な分類法によれば、精神医学の分野には病気というものは存在せず、障害と異常だけが扱われる唯一の専門分野ということになっている。ただし、この件についてはノーコメント！

者に多い重度のうつ病を対象とする実験という名目で、通院患者に多い軽度のうつ病に処方されつづけることになるのであろう。

眼鏡がほしいという抑えがたい欲求

外見上は軽い症例でも正確な評価は必要である。

眼科の診察では、八歳から十歳ぐらいの女の子が「先生が黒板に書く文字が読めなくなった」と訴える例がよくある。たいていは、自分の姉や友だちの女の子が眼鏡を処方してもらった話を聞いたりもするのだろう。それでも、定期的に行なわれる視力検査で、自分の視力が正常であることがわかる。女の子の「視力低下」の根底にあるのは、眼鏡が欲しいという願望である。このおしゃまな子どもたちは、えてして度の合ったレンズよりも、眼鏡のフレームに気を引かれてしまうものだ。このような例では、眼科医によっては度が入っていないレンズか、きわめて度の軽いレンズを処方することがある。いわば眼鏡の偽薬である。しかし、原則どおり、眼鏡を絶対に処方しない医師もいる。どちらの眼科医が正しいのか？

多くの場合、欲求が満たされれば不満は少なくなるものであり、眼鏡などすぐに捨て置かれるのは、だれの目にも明らかであろう。だが、子どもたちの心に、視力が落ちたという幻想を植えつける必要があるのだろうか、あるいはそれが望ましいことなのだろうか？　子どもたちに、自分の欲求の裏になにがあるのかを気づかせてやるべきではないのか？　だが、あまり深刻ともいえない問題に多くの時間を割くことが、ほんとうに有益であるといえるだろうか？　子どもたちを少しばかり喜ばせてやることは容易なことであり、たまたまの結果であって、それほど気にすることでもないのかもしれない。

倫理的には常にそうであるが、二元的に、つまり二者択一的に問題を提起することはできない。決まりきったことなど、なにひとつない。その状況によって、新たな解決策が必要になるのである。ここでふたたび、あのビタミンの例をとりあげてみよう。

ビタミンのなかには、実際にビタミン不足にならないと効果が現われないものがある。それでも、毎年、バカロレアの始まる前になると、メディカル・キャンペーンに勇気づけられた数千人の受験生や不安を覚えた教師、さらには心配しすぎた親たちが「強壮薬や魔法のビタミン」を処方してもらい、服用している。むろん、効きめはある。多くの場合、意識的にこれらの薬を飲む受験生は、特に強く合格を望んでいる者たちであるのだから当然のことであろう。

それに、少しばかり記憶の衰えた高齢の女性のために処方される「記憶を良くする血管薬」というものもある。このような女性たちは、ホスピスで生涯を終えることに極度の不安を覚えているものだ。決まった時間に薬の滴数を数える習慣のほうが、物忘れ防止の訓練になり、時間の流れを把握するのにこれまでも役に立ってきたのではないだろうか？　要するに、そのような習慣を大げさに誇張しなくてはならないものなのだろうか？　厳格な医学倫理の名のもとに、これらの「気休め薬」をヴィダール事典から完全に抹消しろというのか？　そういった本物とは異なる薬が保険の支払いの対象からはずされたからといって、社会保険の予算が健全化、あるいは、わずかでも改善したとでもいうのだろうか？　薬としてはまやかしにすぎず、概して安価であっても効果の高いこれらの薬は、休職手当や入院費、精神療法のほか、さまざまな分野の治療の面で、経済的にはかり知れないほど社会に貢献しているのではないだろうか？

なんと言うか……

偽薬がもたらす現実的で目に見える効果はかなりの数にのぼり、科学と倫理の両者の観点からすれば、その効果を認めて活用することはさらに正しいものと思われる。偽薬の効果をうまく説明してくれる理論や、その非特異性を口実に無視してくれる学説がいまだに現われないとしても、その正しさは変わらないはずだ。そもそも、偽薬が作用を及ぼすメカニズムがわからないこと自体は、偽薬の使用をさまたげる障害とはなりえないはずである。

実際のところ、処方する医師の説明と処方の様式こそが問題である。というのも、これらの効果の多くは、医師の（無意識とはいえないまでも）ひそかな動機から生じるものなのである。精神医学におけるわれわれの師の一人は、よく冗談のような口調でこう語ってくれたものだ。「偽薬の処方が許されるのは精神分析医だけだ」と。まさに筋の通った話である。その当時、精神分析が一世を風靡《ふうび》しており、精神医学といえば精神分析をさすようなものであった。

したがって、みずからの無意識に近づくことができるとされていたのは精神分析医だけであり、そのために、精神科医というものがなにをするのか、その現実を知っているのは精神科医だけだったのである。

明白な意図

偽薬を処方することの裏には、実際には処方する医師の多かれ少なかれ無意識の意図が多数隠されているのかもしれない。

たとえば、偽薬を処方することで極端に攻撃的な性格を包み隠すことができる。「この患者には手を焼かされる、ここはひとつ、患者の症状が大したものではないことを本人に見せつけてやろう」という場合である。また、軽蔑からというのもある。「この患者は少しばかりヒステリックなだけだ。そのことを証明してやろう」。あるいはサディスティックに、「楽にしてやるのは、しばらくあとだ」となるかもしれない。

ときには、精神医学の全能性を信じるあまり、心理学の力（心理学に通じた精神科医も）が薬理学の力に勝ることを見せつけたくなることもある。いわば、物質に対する精神の勝利である。処方者それぞれの秘められた意図に応じて偽薬の処方がまとうさまざまな姿には、実はどれもあまり違いはなく、また、患者に伝わる声にならない言葉も変化に富んでいるということである。おそらくはこれが、さまざまな状況にあって、偽薬を有効か無効かに、有利か不利かにさせている要素のひとつなのであろう。

たとえ正当な理由があるにせよ、医師が故意に嘘をつけば、その医師が演劇の技術に詳しい熟練した役者でもないかぎり、声にならない言葉や仕草、声の抑揚、表情の変化など、さまざまなものを否応なくさらけ出してしまうために、患者は多少とも無意識のうちにその嘘に気づいてしまう可能性がある。あらゆる要素が集まってゆがめられた関係を演じ、それが相互不信の源泉となる。するとすぐに、「奇跡の薬」の正確な性質について油断のならない質問が口にされ、そのたびに新たな嘘がつむぎ出される。このような状況では、医師の言葉に疑いをもった患者に、好意と信頼に満ちた態度を求めるのは難しいだろう。

しかしながら、偽薬の効果の主たる原動力となるのは、医師の信念とそこから導き出されたもの、そして、患者の信頼である。したがって、ここに深刻な矛盾が生じる。偽薬を処方することで開始された一連の嘘によって、偽薬の効果が打ち消されてしまう危険性が出てくるのだ。

医師にとって、あばかれるような嘘をつかずにすむ唯一の方法は、正しく表明することである。「この薬を処方しますが、あなたの場合、これが最適であるからです」と。当然ながら医師は偽薬についてはふれない。このような状況で偽薬であることを打ち明けてしまっては、偽薬の効果が完全に失われてしまいかねず、もはや「最適」であるとは言えなくなってしまうのである。

真実の暴露

まれに思いうかべる疑問がある。「偽薬療法が成功した場合には、患者に治療の正確な内容を伝えるべきなのか？」というものである。その答えは簡単には出ない。そもそも、あまり研究されたこともないのだ。確かなことはひとつ、患者が自分で欺瞞に気づくようなことがあると、状況はきまって悪いほうへ傾いていく、ということである。とくに、医師にとってはそうだ。

たとえば、私のいる医局で、とある女性患者が新しい抗うつ薬の研究で被験者となることを了承してくれたことがあった。その患者は手渡された書類をよく読みもせずにサインしてしまったのかもしれない。もしかしたら、プロトコール（実施計画書）のなかで、自分が一時的に偽薬の影響下に入るということが、よくわかっていなかったのだろう。実際には、「単純盲検法の中の対照期間」と呼ばれる最初の一週間だけ偽薬が用いられた。

この女性患者はあるとき、看護師たちが偽薬の話をしているのを偶然にも耳にしてしまい、自分はだまされたのだと思うようになった。これは必ずしも誤解というわけではないが、女性患者は医学的な意見も聞かずに自分から退院してしまった。われわれはともかく弁解をこころみてみたものの、まったく聞き入れてはくれなかった。だまされたという感情に、偽物の薬で病気が治ったのかもしれないという思いが加わったために、自分の病気までが偽物だと思いこんでしまったのである。

こうなると、ナルシスト的な苦痛は時として耐えがたいほどになることもあり、その結果、うつ状態が生じることもあれば、医師への敵対心が芽ばえることもある。

偽薬が効果をもたらし、患者が回復する、あるいは、ほんの数ミリグラムの乳糖や人工血清を加えただけの魔法の薬の効果のみで症状が改善した場合に問題になるのが、真実を告げるか否か、ということである。「あなたの体調がよくなったのも、実は偽薬のおかげなのですよ」と。このようなふるまいは、数多くの理由によって有害となりかねない。

まずは、医師が嘘をつき、意味のない薬を処方しながら、逆のことを説明したことを、暗に示唆してしまう。これではすべての信頼を壊しかねない。また、医師の心の中のある種のサディズムが暴露されてしまうこともある。「そらみたことか。あんたの病気なんて、たいしたことはなかったんだ。だから、どうでもいい薬で治すことができたのだ」といった具合である。また、ナルシスト的な深い傷を患者に与えてしまう可能性もある。というのも、患者は次のように考えてしまいかねないからである。つまり、どうでもいい治療で治ってしまったということは、自分の頭がおかしく、自分の病気は本物ではなかったのだ、と。もちろん、それが間違った考えであることは、すでに見たように、本物の症状が偽薬によって改善されることがあるという事実からも明らかであろう。

とはいえ、なにも説明せず、偽りに満ちた状況をいつまでも続けていては、医師としても真実がばれないようにとさらに嘘を重ねなければならず、また、薬剤師や秘書、看護師など多くの人びとに真実を打ち明けなければならず、ついには、疑念に満ちた空気をつくりだしてしまい、必然的に医師を破滅へと追いやることになる。つまりは、真実がばれてしまう危険性がある。さらには、医師は自らのうちにある動機をはっきりと自覚しておかなければならない。すなわち、患者に真実を告げることを決めたのは、治りにくい症状、あるいは理解しがたい症状への復讐心からでもなければ、耐えがたい患者への反感からでもないことを、みずから確認しておく必要があるのだ。

それまで隠してきた真実を告白するということの問題が脚光を浴びるようになったのは、睡眠失認症の問題によってである。このきわめて特殊な症状は、眠ることができない、完全に不眠症になってしまったと思いこんで診察を受けに訪れる患者たちに、多く見られる症状である。おしなべて「壁時計の音がいつまでも聞こえる」という。睡眠の記録をとってみると、実際にはよく眠っており、ときには六時間から七時間ほど続けて熟睡していることが明らかになると、どのように患者に説明してよいかが問題となる。

「あなたは眠っています。私が確認しました！」と乱暴に突き放してしまっては、気を滅入らせた患者は、「それでは、私の頭がおかしくなってしまったんだ！」といった反応を示すこともあれば、「あんたの腕はあてにならない。私は眠れないと言っているんだ！」と攻撃的な反応を示すこともある。かといって、なにも説明せず、問題を避けているのも正しい振る舞いとはいえない。というのは、正しい判断なしには、この病気で完全に禁忌とされている催眠薬の処方は正当化されないのである。想像上の症状を治そうと本物の薬を手にしてしまえば、患者は自分の症状を理解する機会を失ってしまい、ついには、本物の不眠症を呼びこんでしまう。

したがって唯一の解決策は、時間をかけ、情報を小出しにし、その不眠症は完全なものではないかもしれない、意識を失ってしまったり、はっきりと筋を辿れるような夢を見る時期があるらしい、と理解してもらうことである。朝になると疲れが消えていること、健康であること、その症状であれば危険な催眠薬を使う必要はないことに気づいてもらえば、だいたいのところ、患者に媚びることなく、患者をお望みの結論へと導くことができる。自分が眠っていることに気がついていないだけなのだ、と。これだけで眠りが訪れることもある。それ以上のことも。

やはり、真実もまた少量ずつ処方し、しだいに量を増やしていくしかないのであろう。問題を解決することができるのは時間だけだ。症状を緩和したのは「奇跡の錠剤」ではなく、医師と患者の良質な信頼関係であり、前述の薬はその信頼関係を形にしたものにほかならないのだと、少しずつ気づいてもらい、納得してもらうしかない。真実の時を迎えるには、ときとして何年もの時間が必要になるかもしれない。偽薬は控え目に処方される必要があるだけでなく、機転をきかせ節度を保って、その真実が明かされるべきなのだ。

正当な処方の例

純粋な、あるいは不純な偽薬を処方するに当たっては、事前に十分な心理テストを施すとともに、医薬品についての確固たる知識をもつことがつねに必要である。日常の診療において、処方を正当化できると確信をもてない場合であっても、薬理効果のない物質を使用することが望ましく、むしろ推奨したい、などという状況が起こりうるものだろうか？　答えはイエス、ある種の場面では、たしかにそのような状況になることがある。

少ないリスクで同様の成果を

厳密にいえば、病気は、その症状の重さがどんなものであれ、既知の治療法などというものは存在しない。ビタミン剤や疲労回復剤、循環促進剤などは偽薬ほどの効果もないのに、ある程度の毒性をもっている。これらの薬を処方するくらいならば、むしろ、本物の偽薬を使用するほうが正しいのではないだろうか？　だが、どうすれば偽薬であることを知られずにすむのか？　現在のところ、この問題に対する答えはまだ出ていない。

病気が軽いときは、より危険のともなう古典的な療法も可能だが、偽薬でも間に合う。ならば、偽薬を処方しないことのほうが、倫理に反するのではないだろうか？　この問いは、突拍子もないというか挑発的とも受けとられるかもしれない。通常であれば、この問いかけは別の状況でなされる。偽薬を処方することは、倫理に反するのではないか、と。

しかしながら、状況によっては、医師は深刻な治療上の選択を迫られることもある。疣《いぼ》の例をあげよう。大半はウイルス性の軽い疾患であり、不規則な変化を見せるのが特徴である。一見すると、気まぐれに出現しては増殖したり消失したりする物体であり、それ自体が問題となるか、ときには——よく知られてはいるものの、研究によって証明されたことはない——なにかを暗示する存在ともなる。皮膚科のとある医師は、きわめて珍しい偽薬風の療法を施すのがつねであった。制癌性の

X線療法である。繰り返し注意と忠告を与えたのち、この医師は用心ぶかく患部をそら恐ろしい放射線照射装置の下に置く。患部以外の全身を、鉛製の防御板からなる巨大な装置で覆う。そして最後に冷却用のファンを回すと、いかにも装置らしい回転音が響きわたる。

　この逸話を紹介したショファによれば、かなりの確率で疣が数週間のうちに消えさってしまったのだという。このような状況では、どちらかといえば観血的な療法*（外科、冷凍療法）で一挙に疣を切除することを勧めるべきだろうか？　だが、これでは瘢痕《はんこん》が残るし、再発の恐れもある。むしろ論理的ともいえるのは、まず最初に患者が暗示作用の源泉を使いはたしていることを確認する、あるいは、それができなければ、患者を民間療法師のもとへ平然と送り出すことではないだろうか？

　南仏アルデシュ県出身の医師で、両手に異様な疣《いぼ》のある若い女性が、サヴォワ地方の呪術師に相談し、電話で疣を祓ってもらうことになった。この方法であれば、長距離を移動する必要もなく、科学を信奉する女性が呪術師に相談するという恥ずかしさを表に出さなくてもすむ。しかし、電波の呪術を前にして純粋な排他主義が芽ばえたのか、あるいは不信仰なのか、いずれにせよ、彼女はその方法を信じることができず、また、疣が動く気配もなかった。数週間後、今度はアルデシュ県の女呪術師のもとを訪れることを決心した。貧しそうな藁《わら》ぶきの家の横には、十九世紀のロマン風の造りの陰気な城館の廃墟があった。あとは満月と嵐と雷があれば完璧である。儀式はしきたりどおりに進められた。沈黙のなか、呪術師の老婆は「貫くような」視線で「疣の母」を一瞥する。礼を述べる言葉もなければ、金銭が授受されることもない。一足の靴下というささやかな贈物が家の隣にある石の上に置かれた。この神秘的な儀式から数日後、疣は跡形もなく消えさった。

この記述には科学的な内容が皆無であり、けっして一般に通用する話ではない。だが、まったく例がないわけでもない。たしかに、長期的に見れば疣が退化することもありうる。いつまでも放置しておくのは好ましくないが、この分野においては、それほど緊急を要するものでもない。医学部ではこの手の技術を教えておらず、また、伝統的な「医師」と協力することも推奨してはいないが、不規則で、暗示的な変化の見られる軽い病気の場合には、即座に観血的な療法に出るよりも偽薬に頼ることのほうが、倫理にかなっているのは明らかであろう。

確信のもてない回復

病気そのものは軽いが慢性化している、治療も効果があるようであるが、その効果がほんとうに薬によるものなのか、あるいは、たんに治癒したように思えるだけなのか、医師には知ることはで

＊（原注）外科的手術によって出血をみるものを観血的治療といい、内科的治療を非観血的治療という。

きない。

ガイアットが発表した方法は、一人の医師が単独で、特異な症例であっても統計的に非の打ちどころがない科学的な研究論文として発表できるようにするものであった。その原理となっているのは、治療の配列順序を活用して、クロス・オーバー法を繰り返し実行することにある。何年ものあいだ、医師がその有効性に確信がもてなかった薬やホメオパチーで治療を受けつづけて成功している患者がいるとする。これははたして偽薬的な効果なのか、それとも違うものなのか？

ひとつ例をあげよう。記憶力を改善するとされている脈管薬、あるいは鎮痛薬、抗無力症薬、ホメオパチーで用いられる物質ならばなんでもよい。患者も医師も、現在の良好な健康状態は、摂取された薬となんらかの関係があるということだけしか、確信をもてない。だが、両者とも、その治療をきっぱりと中止することができない。なぜなら、症状がぶり返し、それが余りにも長びくようなことになれば、潜行性の症状に変化し、取り返しのつかない状態になってしまうかもしれないからである。さらに、薬が偽薬効果を介してのみ効果を発揮していたのだとすれば、その薬を使わなくなることは、成績の全般的な低下へと導いてしまうかもしれない。というのは、日々の儀式を取り止めれば、多くの場合、その影響が現われるものなのである。

そうなると、医師、薬剤師、患者の三者のあいだに良好な関係を築き、三者ともに、治療の推移について完全に把握しておくことが重要となる。薬剤師は「活性のある薬」を入れたカプセル錠Aと、偽薬を入れたカプセル錠Pを用意する。むろん、この二種類のカプセル錠はいずれも同じ外観である。月が変わるごとに、薬剤師はAあるいはPを一カ月分まとめて渡し、月末になると、患者と医師はそれぞれ独自に、その一カ月間の臨床状況を評価し、十点満点で採点する。〇点であれば、その期間はとくに調子が悪く、十点であれば最高の状態であったということになる。

六回の連続した期間にどちらのカプセルが与えられるかは、薬剤師の引くくじによって決められる。その図式は、以下の例のようになる。APPAAP、PAAAPP、AAPPAP、PPAPAA、APAPPA等の組みあわせである。六カ月の期間が終了した時点で、患者はのべ三カ月間は薬理効果のある薬を服用し、残るのべ三カ月間は偽薬を服用したことになる。薬がはたした正確な役割は、完璧に評価される。というのも、それぞれの期間に対応する評価を比較するだけで、確定することができるからである。すなわち、Aの期間とPの期間の連続二つが、同様に平均的な点数になっているかどうか、つまりは、薬が偽薬の効果を介して作用しているかどうか、ということである。原則として、途中でこの実験を中止しても危険はない。というのは、六カ月間にわたって患者と医師によって完成されるこの精神医学上の実験は、その方法のもつ遊びの面と、おそらくは信頼関係が有利にはたらくこともあって、実験の主役となる三者のあいだに、いつしか恒久的に暗黙の了解が生まれるからである。

期間Aの得点が一定して高ければ、その薬は客観的に有効であるということであり、さらなる追跡調査が行なわれる。要するに、偽薬のほうがつねに高得点である場合というのは、本物の薬の副作用を暗示するものであり、別のことを考えてみる必要性を示しているのである。

これ以上、方法論に凝りすぎる必要もあるまい。本物の薬による治療の合間に、偽薬を定期的に組み込みながら、長期治療という枠組みのなかで、治療の展望を予想することは、多くの場合、有益であろうといえる。これは毒物学的な理由であるといえるかもしれない。

病気は軽くはないが、暗示作用が期待できる。偽薬の効果が結果に結びつくかどうか、医師にはわからない。そのようなときには、S・ウルフ博士の話が参考になろう。

高名な米国人医師ウルフ博士は、(はるか)以前より、ほぼ連続する窒息性の発作に苦しむ喘息患者の治療に取り組んでいた。そこで、かなり希望のもてる新薬が登場したとの噂を聞きつけると、製薬会社に連絡をとり、新薬を手に入れることにした。結果は上々であった。だが、効果の高さは、かえって博士の不審を呼び覚ますことになった。あまりにも美しすぎる花嫁を迎えたようなものである。はたして、ほんとうに薬理学的な効果だったのだろうか? 博士はふたたび製薬会社に連絡をとり、新薬と同じ外見をもった偽薬を送ってもらった。そして、患者にはなにも知らせずに、あるときは本物の薬を、あるときは偽薬を投与した。偽薬が投与されるとかならず、患者の症状はふたたび悪化し、発作も起こすようになった。本物の薬を投与するとかならず、症状は改善した。誠実で科学的な精神を尊ぶ医師にとっては、治療の客観的有効性を見事に証明するのは至難の技である。そのころになって、製薬会社からウルフ教授に連絡があった。送られてきた薬は、初めからすべて偽薬だったというのだ! 製薬会社の研究者たちもまた、初期の治療報告があまりにもすばらしいことに不審を覚え、博士と同じような配慮から、この新薬を求める医師たちに計画的に偽薬を送りつけていたのである。

治療されることへの拒否

治療は欠かすことができないことと思われるが、患者の（無意識の）抵抗にあえば、不可能なものとなる。倫理的に（嘘をつかずに）偽薬が使用された例が、とある引退した薬剤師の話にある。この薬剤師は薬局を売却してから、強度のうつ病を発症していた。三度もの服毒自殺をこころみた末に、診察に訪れたのである。

一般医である主治医はすでに、何種類もの抗うつ薬をつぎつぎに処方して、治療を試みていた。どの抗うつ薬も化学的な分類ではそれぞれ違うものであり、作用のメカニズムも明らかに異なるものであった。薬を変えるたびごとに、最初の一錠から、ときには服用してから一時間もたたぬうちに、重大な副作用が現れるのがつねであった。処方された薬を飲むと、その患者は全身に不快感を覚え、口の中が乾燥し、震えとめまいに襲われた。立ちあがろうとすると、血圧が一四〇／八〇から一〇〇／六〇へと変化してしまう。

前回の入院時に、精神科医は不快薬《ノーセボ》効果を疑った。つまり、症状の悪化は精神作用に結びついたものであり、薬とは直接の関係はないのではないか、と考えたのである。抗うつ剤の偽薬の点滴が、ひそかに処方された。看護婦が、本物の薬をアンプルから生理食塩水の入ったフラスコに注入するのを「忘れ」たまま、フラスコに抗うつ薬のラベルを貼りつけたのである。やはり患者にはまったく同じ副作用が現われたが、その症状はさらに強烈なものであった。めまいに嘔吐が加わり、まる一日、立つこともできなくなってしまった。点滴が偽薬であったことは正式には伝えられてはいなかったが、患者は「治療がきわめて不満足」であったと口にし、支払いを済ませるとすぐに退院し、数日後にふたたび自殺未遂を起こしてしまった。

問診の時から、この元薬剤師の患者がストイックな人物であることがわかっていた。「いくら治療したってむだですよ。私はもう年寄りなんです。それだけのことでしょう……。商売柄、薬には限度があることもよく知っています。精神安定薬や抗うつ薬、リチウムなどを山ほど買っていったお客さんを何度となく見ていますが、だれひとりよくなった者はいません。十年たっても、同じ状態なんですよ。でなければ、二十五キロも太るか、ゾンビのように痩せ細っているかでしょう。そもそも私が悪いんですよ。彼らに薬を渡したのは私なんですから。その報いをうけるしかないのでしょう」。

薬を売って生計を立てるという用途は別として、この患者にとって実際の薬の使用法が、死ぬためであり、薬は毒薬でしかないと見なしていたことには、なにかしらの意味があるはずである。精神医学では、強度のうつ病の患者の口から、もっともらしい死への望みを聞くことが少なくない。むろん、その望みを聞き入れることは問題外である。うつ病は治癒が可能な病気であり、死にたいと口にするのは症状のひとつにすぎない。ひとたび回復すれば、元患者たちは自分がいまだに生きてこの世にあることに満足するものなのだ。この問題はともかくとして、医師による安楽死は、不治の病が進行した場合にのみ問題にされることは明らかであろう。うつ病の主な症状のひとつにあげられるのが、患者が自分の病気は治らない、自分はそれだけの人間なのだと思いこんでしまうことであり、その感情は、多くの場合、どうしようもない理屈のうえになりたっている。しかしながら、うつ病の特徴は、まさに治癒できるということにある。自殺の危険性があることからもっとも深刻な精神病のひとつとされてはいるものの、それとは裏腹に、治療がもっとも容易な病気のひとつなのである。

説明すべき内容は単純である。「あなたには抗うつ薬が絶対に必要ですが、純粋に心理学的に考えると、処方された薬を服用するたびに、副作用が出てしまいます。毎日、点滴をすることにしましょう。最初のうちは溶媒だけにします。つまり偽薬の点滴です。ですが、しばらくしたところで、抗うつ薬を入れ、しだいにその量を増やしてゆきます。よろしいですか。あなたには偽薬が連続して投与され、それから抗うつ薬が連続して投与されます。ただし、抗うつ薬を点滴に入れる日付だけは、あなたには隠しておきます」。長期の単純盲検法ともいえるこの療法の主旨は、患者に受け入れられた。薬理学的に適当と思える期間をおいたのち、本物の薬を摂取したときにだけ見られる副作用がいくつか出現した。そして、患者は急速に回復した。

う。

医原性の薬物中毒

薬はもはや役に立たないが、精神的な、あるいは薬理学的な依存性があるため、中断することも不可能である。以下に述べる例は、ある女性患者との約束が明らかに好結果に導いた症例といえよう。

四十二歳にもなって、家庭内では母親であり、企業内ではチーフでもある現代的な女性であろうとしている私にとって、あなたは薬物中毒にちがいないと医師からずけずけ言われるのは、とてもつらいことだ。四カ月前から、私は睡眠を専門分野(この分野に特別な名称はない!)とする医師の診察を予約していた。その治療のセンスと、侵襲性のほとんどない治療法とで有名だという。ようやく、薬を大量に処方しない医師が見つかったのだ。私は明るい気分で病院を訪れた。受付の待合室、愛想のいい秘書、笑顔、水槽、穏やかなBGM、正確な時計……。一時になった! 一時間たっぷりかけて、私の過去や現在のこと、長年にわたる不眠症歴とともに、これまでに服用したというか、呑みこんだすべての薬のこと、そして、一日の生活の流れも訊かれた。何時に就寝するのか? 調子がいいときには何時間眠るのか? なにも飲まずに眠れるのは、どんなときか? そんなことが私にわかるはずがない! もう十年近くも、試したことすらないのだ! 医師が最後に結論を口にした。客観的に見て、眠れなくなるような理由はなにもない、むしろ、根拠もなく催眠薬を服用したことがトラブルの原因になっているのだろう、と。そして、睡眠の記録をとるように勧められた。そうすれば、実際に何時間、どのように眠っているのかがわかるというのだ。「実際に」という言葉には納得がいかない……それでも、私がこの診察に少しは満足したのは確かであった。これで、証拠を手にして、夫に対して、私の不眠症が深刻なものだと見せつけることができるのだ。

ただ、難しい点がひとつある！　記録をとってもらうには、私が薬断ちを認める、つまり、一週間か最低でも三、四日のあいだ、横になる前に薬は一切飲んではいけないということだ。ビガプノールなしに過ごす夜は、私の人生のなかでも、いちばん長い夜になりそうだ！　そして、記録をつける前の午前二時ごろになると、どうしてもがまんできなくなり、薬を四分の一ほど飲んでしまった。ようやく明るい日射しが、というよりも、夜が訪れた。完全には薬離れができなかったために、少しばかりふらつきながらも、私は病院の睡眠記録課を訪れた。頭、目のまわり、胸、顎、それと、ふくらはぎまで電極で覆われた。そして配線が終わると、ボックスといいたくなるような小部屋へ案内され、やさしい口調で、おやすみなさいと言われた。不安はあったが、もちろんビガプノールは飲んでいなかった。部屋の外の鞄のなかにしまったままだ。そのすぐ横では、白衣を着た男性が記録装置を監視している。ともかく、電線でつながれた状態では、立ち上がることもできないのだ。地獄のような夜が始まったが、私は目を閉じることもなく、永遠の苦行が終わることなく続いた。朝になると、私は逃げだすように病院を出た。病院で出された朝食すら断わったほどだ。しかし、「睡眠の質についての所感を記入」

するよう求められたときには、怒りのこもった手つきで、最悪だったと書いておいた。二日目の夜、今度は事前に用意をしていたので、あいかわらず眠れないまま午前一時ころになると、ビガプノールを少しだけ口に入れた。パジャマの内ポケットに隠しておいたのだ。おかげで、少しだけ眠ることができた。

三日後、不安にとらわれながらも、判定結果を聞きに病院を訪れた。医師は陽気な表情をうかべながら口を開くと、私の記録には「紡錘波が多く見られる」と言った。とくに二日めにその傾向が強い、と。

「どういうことでしょうか、先生？」

「脳波計に現われる波形のことですが、ベンゾジアゼピン系の薬、たとえばビガプノールなどを服用していると、現われる独特の波形です」

私は恥ずかしさのあまり、白状した。だが、最悪なのは、本来の検査の結果だった。

「計測結果は二回ともかなり似かよっています。睡眠時間はどちらも約六時間半で、最初の夜のほうが、少しだけ睡眠が深かったようです」

「最初の夜ですって？　なにか、測り間違えがあったのではありませんか？」

「こういった試験では間違いようがありませんよ」

医師は無情にもさらに続けた。

「十七年前に企業を設立したころ、あなたは少しばかり、そう、とても不安を覚えていたのでしょう。よくあることです。さらに、仕事の量も半端ではなく、出張もあるので、いつも違う枕で寝るはめになる、アルコールたっぷりの仕事上の会食が長びいて、眠るのが遅くなる、平日は早起きで休日は朝寝坊になる、といった具合でしょう。あなたは不眠症を進展させるのに、まさに理想的な環境をつくってしまったのです。そのころのあなたにベンゾジアゼピン系の催眠薬を処方するのは適切な判断だったといえますが、その処方がせいぜい二週間から三週間と短期間についてのものだと、あなたに伝えておくべきでした。それに、『規則的な生活による衛生管理』ということも知っておくべきでした。日曜日であろうと、何時に寝たのであろうと、朝は必ず同じ時間に起きる、熱いシャワーを浴び、目が覚めたらすぐに軽く身体を動かす、食事は毎日同じ時間にとる、昼寝は日曜日でも二十分以上はとらない、午後二時以降はコーヒー、コーラ、紅茶、ココアを飲まない、夜はぬるめの風呂に入って落ち着き、横になるときにはリラックスする。しっかりと目を覚ますことで、眠りをもういちど学びなおすということです。

ベンゾジアゼピン系の催眠薬は、ほとんどの場合、二週間しか効果がありません。その期間を過ぎると、この薬のもたらす唯一の効果は、おそらく記憶を失わせる力に結びつくものとなってしまいます。簡単にいうと、最初の二週間が過ぎた時点で、催眠薬のもつ唯一の利点は、病気を治すことではなく、不眠症を忘れさせることになるのですよ！　逆に、人によっては、この薬は短期間で依存性を生じさせてしまうことがあります。つまり、急に薬の服用をやめると、不快な症状が現われるようになるのです。記憶性の不眠症、激しい不安、ときには身体に異常が出ることもあります。発汗、異常な寒暖の感覚、吐き気、腹痛、味覚や嗅覚の異常、気分の低下、攻撃性などです。

数週間ほど精神安定薬や催眠薬を服用していた人は、症状が改善したと感じると薬の服用をやめます。そこでさきほどの症状が現われると、その人は数日間だけ薬の服用を再開し、症状を止めようとします。しばらくして、ふたたび服用をやめると、またしても同じ症状が現われてしまうのです。こうして、医師のあいだで流布している考えとは逆に、ベンゾジアゼピンを長期間服用したために依存性ができてしまうのではなく、禁断症状が早期に現われたからこそ、薬の服用をやめることができなくなり、さらに長期の服用が始まってしまうのです。

この説が発展したのは、リッケルズの発表した簡潔な研究論文のおかげです。彼は健康な被験者に対する二重盲検法による実験を提案しました。無作為抽出で選ばれた被験者の半数が、一カ月のあいだ本物の精神安定薬を服用し、その後、被験者にはなにも知らされずに、薬は同じ外観をもった偽薬に切り替えられました。残る半数は本物の薬の服用を六カ月間続け、その後、なにも知らされずに、偽薬を服用することになりました。どちらのグループでも、同じ人数の被験者が薬の不足による症状を覚えました。このことから、服用の期間はあまり重要ではなく、人によっては、かなり早い時期に、薬物依存の罠におちいることが明らかになったのです」

判決は下された。予想したほど厳しいものではなかったかもしれない。あの睡眠専門の医師から、ビガプノールの服用量を徐々に減らすように言われた。一カ月に四分の一錠ずつ減らすというものだ。服用量が減るたびに、二回から三回はあまり「気分のよくない」夜を過ごすことになるだろうが、「それほど深刻なものとはならないはずだ」ということだった。もちろん、規則的な生活による衛生管理というのも実践しなければならない。こちらは、積極的に受け入れられそうだった。これなら理想的なコンディションで一日を始められそうな気がするのだ。さらに、薬の量が四分の一錠になったら、夫とともに再診に訪れるようにと言われた。

こうして、三カ月後、私は夫とともに診察を受けに病院を訪れた。夫は診察に興味をいだいているようだったが、私は指示されたことを忠実に実行し、寝る前には薬を四分の一錠しか飲んでいないことを、誇らしく思っていた。睡眠時間と朝起きたときの調子をつづったメモも、意識的につけるようにしていた。いまではもうそれが習慣になっているのだ。

医師はまず最初に、丁寧な口調ではあるが、毅然として夫を非難した。不眠症と催眠薬への依存症はけっして楽しいことではないこと、ヘビー・スモーカーである夫（ニコチンの染みがついた手をあわてて椅子の下に隠した）にとっては、この手の話題は居心地のよいものではないこと、二度と私のことを笑わず、積極的に薬断ちの治療に協力すること、などを説明してくれた。そのあとで医師は、催眠薬の服用を中断するときの最大の障害は、とくに「思いこみ」にある、つまり、「催眠薬がなければ眠れない」と固く信じていることにあると説明してくれた。薬断ちの方針は単純なもので、単純盲検法によって、催眠薬の偽薬を倫理に背かずに利用するのだという。

そこで、私は薬剤師に頼みこみ、空のカプセルを大量に購入すると、自分の手でカプセル一つひとつのなかに粉砂糖を詰めた。そして、カプセルを夫に渡し、あるカプセルにはビガプノール四分の一錠を詰めてもらい、別のあるカプセルにはなにも詰めないようにしてもらった。夜になると、夫がナイトテーブルの上にそのカプセルを置いてくれた。私はカプセルを飲み、夫はまじめに、そのカプセルの中身が偽薬か本物の薬なのかを書き留めた。私のほうは、朝になると睡眠の状態を採点して記録していた。夜になにひとつ問題がなければ一〇点満点、一睡もできなければ〇点、あとはそのあいだの点数になるのだ。この「実験」については、夫と私は一切話題にすることは禁止されていた。医師からの指示は、最初の二週間は週に偽薬を一カプセルの割合で、つぎは週に二カプセル、その次は三カプセル、と本物の薬が週に一カプセルになるまで続ける、というものだった。二週間分のカプセルを事前に一つひとつ決めて用意しておくのは夫の役目だった。カプセルの順番は、くじ引きで引く紙に記された文字で決められた。Pであれば偽薬を、Aであれば本物の催眠薬を選ぶ。夫は帽子のなかにカプセルの数と同じ枚数の紙きれを入れて、かきまわしていた。

子どもたちが秘密の遊びをするようなものだが、十二週間が過ぎたところで、私は夫とともにもういちど診察のために病院へ行き、「種明かし」をした。私が夫に睡眠の記録を見せると、夫が私に自分がつけた記録を見せてくれたので、二つをくらべてみた。ここまで来ると、だれも驚きはしない。心のなかにある長い道のりを歩きとおしたのだ。朝、私は一〇点満点中の三点をつけたことがあった。しかし、そのときに飲んでいたのは本物の薬だった。また、別の朝には一〇点をつけていたが、そのときは偽薬だったのだ！　催眠薬や偽薬と、睡眠状態とのあいだには、まったく関係がないことがはっきりとわかると、私は穏やかな気持ちのまま、本物の薬も偽薬も、残ったカプセルを全部ごみ箱へ棄てることができたし、眠くなったときに眠ることができるようになった！

私は自分のことしか考えていなかったらしい。夫が禁煙していたことに気がついたのは、翌日になってからのことだった！

この技術を活用できるのは、薬を断とうと固く決意した人物を対象とし、夫婦の絆が強いと判断された場合のみである。さもなくば、配偶者に託された権限が、悪い方向に使われることもあり、また、相手を嘲笑する道具にされてしまいかねない。むろん、この手法はさらに単純化することができる。患者が自分で「偽薬と本物の薬」の入ったカプセルを二週間ごとに用意して混ぜあわせ、偽薬のカプセルに対する本物の薬のカプセルの割合を次第に減らしてゆくのである。この方法であれば倫理的にも技術的にも問題がなく、多数の薬物中毒患者が薬断ちをするときに応用することができるだろう。むろん、すべては精神療法的な背景のなかで、あるいは、少なくとも言葉の交わされる環境で活用されるべきである。

いずれは製薬会社に、各種の薬に対応する偽薬の販売が義務づけられることになるのではないか？　これまで紹介してきたような状況はかならずしも珍しいことではない。したがって、状況によっては偽薬の使用は正しいことであり、むしろ、使用されるべきであるともいえる。そうなると、問題は政治的なレベルになる。つきつめて考えれば、製薬会社に偽薬の製造と販売を命じるのは、保健省の役目となるはずである。この命令にしたがって各製薬会社は、効果が完全には証明されていない薬、（治療の終了時に）薬物中毒を引き起こす薬、（治療の開始時に）定期的に耐性の問題が出る薬など、大部分の医薬品に対応する大量の偽薬を製造することになろう。

偽薬がヴィダール事典に収載されれば、次のような記載となろう。

（ヴィダール事典収載品目）

プラセボ（空想の粉末薬）

形状と外観

——一カプセル当たり実薬はゼロミリグラム、色はご希望次第、包装は不定数量（処方に合わせ

ます）
——一錠剤当たり実薬はゼロミリグラム、色はご希望次第、包装は不定数量
——実薬ゼロパーセントの点滴薬
——実薬ゼロミリグラムの経口散剤、あるいは内服液
——実薬ゼロミリグラムの非経口の静注または筋注のアンプル剤

成分

経口剤では、乳糖（一般的）
注射剤では、蒸留水、あるいは、生理的食塩水

適応症

多数の症状、とくに、多くの機能的な症状の場合、改善と治癒の可能性がある。概していえば、症例の約三〇パーセントにおいて、有効であるとされる。プラセボⓇはあらゆる病気に処方されるが、とくに、客観的効果のある医薬品が使用できない場合に利用されることが多い。

無意識のうちに拒絶される医薬品の処方を容易にするために、治療の開始時に処方される。薬物中毒からの離脱にあっては、治療の終了時に処方される。プラセボⓇの使用は、対照グループを用いる治験研究では必須である。

薬用量

プラセボ®は単独で服用されること多い。多くの場合、服用期間が一ないし二週間を越えることはないが、とくにパニック発作においては、一年におよぶ服用を処方して成功した例もある。

大人——一日に一錠から一〇錠、あるいはそれ以上を、不定期間。

子ども——研究例がないため、推奨されない。

動物——研究例がないため、推奨されない。

禁忌

治療関係が完全には明らかでない状況、処方者が使用の動機を正確に把握していない状況での使用。

プラセボ®は、攻撃的、敵対的、侮蔑的な意図をもった処方者によって処方されることがあってはならない。

有効な治療法がある進行性のすべての病気での使用。

警告と使用上の注意

警告

プラセボ®は極度に効果をあげることがあるが、虚偽的な使用においては、処方者の期待を裏切る可能性がある。

使用上の注意

プラセボⓇの処方は、必然的に虚偽の成分を含むため、その使用は最小限に控えるべきである。したがって、いかなる場合においても、自動的なやり方で用いられてはならない。治療関係を損なう可能性があるためである。

プラセボⓇが研究の分野で使用されるときには、処方ごとに、CCPPRB（生物医学研究における人体保護のための諮問委員会）によって承認された書面による詳細な説明がなされ、同様に、被験者の書面による承諾を受けなければならない。

薬物中毒の症例が複数報告されている。

相互作用

プラセボⓇは、他の治療の効果を高めるなどの、影響をおよぼすことがある。いくつかのがんセンターで、阿片剤の薬用量を減らすために、用いられたこともある。

副作用

効果のある医薬品と同様、プラセボもある程度の副作用をもたらすことがある。無力症、頭痛、吐き気、めまい、不眠症、下痢、便秘、不安といった症状は、とくに頻繁に見られる（二〇パーセントから三〇パーセント程度)。

過剰投与

故意による中毒例がいくつか報告されており、少なくとも一例は、きわめて短時間のヒステリック性の昏睡を引き起こしている。純粋な中毒の例は皆無である。

過剰投与の場合、長時間の話し合いをすることで、そのような状況にいたった経緯の委細を分析する必要がある。

薬力学

活性の主成分、または、その誘導体を血液中や尿中では発見できていない。したがって、薬力学は主として臨床上のものである。プラセボⓇは、一般に、急速な効果を示すが、比較対照となる医薬品とくらべると、一時的な作用にとどまる。

価格

理論的には無償であるが、混ぜものがあれば、その価格は著しく変化する。純粋な偽薬として用いられた場合、社会保険での償還は適用されない。

医師と祈禱師の合併会社

国際製薬部

パセナー通り三十三番地

〇〇　〇〇〇桃源郷区

ユートピア

最後の新たなる展開

今日、幻覚を引き起こす粉末の使用があまりにも広まり、それを使用されても必ずしも感知できるとはかぎらなくなってしまった。偽りの専制支配は医学にとどまらず、芸術、料理、政治、そしてスポーツにも広まっている。そこで最後の結論として、現代の幻影についてここで少しばかり案内することにしよう。すべてを網羅するものではないが、慧眼の読者は、偽薬的な現象が思いもかけぬ広がりをみせていることに気がつくだろう。

芸術における偽薬

手が加わってもいなければ構造もない単色か白色のみの絵、彫刻の屑、散乱した缶詰、空の棚、広げられたままの包装紙、干し草の詰まった整理簞笥《タンス》、中身のないものすべて、評価にとらわれた批評家や夢想家の手になる極端に雄弁な説明文があっても、あるいは、あるために、想像のプロセスを活気づけることができない無能な人間。* 芸術は夢を与えてくれるところに価値がある。実薬としての源泉はそこにある。

料理における偽薬

空腹を満たそうと、ヌーヴェル・キュイジーヌを標榜するレストランへ偶然入ると、ふと考えるのだが、偽薬の最高の技術を完璧に料理に応用したシェフが少なくないようだ。味覚と分量に関していえば、効果のある成分は空疎なものへ近づき、逆に、飾りつけ、磁器の食器、各料理の配置、給仕、とくに価格といった外観が頂点に達する。この頂点こそが、おそらくはある種の熱狂を物語っているのだろう。このパラグラフに参考文献（ミシュランのガイドブック）を含めなかった点については、読者に許しを乞いたい。

法律における偽薬

むろん、湾岸戦争時にサダム・フセインが敵の航空機を引きつけようと砂漠に配置したボール紙の戦車、という偽薬について話すつもりではない。しかし、とくに政治の分野では、政府は国という重病患者を扱い、欠乏症があれば補い、ある種の濫用を改め、社会的な発作と機能障害を治療しなければならない。このような政治的な分野ではとくに、医学的な暗喩がよくあてはまる。もともと広く使われているようだ。新聞の記事にも「フランスは失業という病気にかかっている。専門家

＊（原注）ともかく、芸術に関しては反動的な立場にある著者の意見である。

の某氏が看病にあたる」、あるいは、「フランスをダイエットさせる大蔵省の苦い薬」などという見出しを見かけることがある。偽薬に類似した手段が利用されることも少なくない。むしろ、政治的な重責を担う者たちにとっては、ありふれたことだといえるかもしれない。選挙直前の偽薬療法についてふれるのは、いささか酷なのでやめておこう！　逆に、適切な予算すなわち金銭、といった本物の薬をともなわずに新しい法律が公布されるたびに、その法律が世論を抑えるための呪文のような純粋な偽薬療法であることが明らかになる。

社会的な問題が起これば、労働時間の短縮が発表される。最近もあった話では、夜間勤務の看護婦を対象として一週間あたり五時間を短縮するということだが、その際に当然必要になる新たな看護婦の採用に欠かせない予算については、承認されていないのだ。これこそ偽薬的な法律というべきではないのか？

難局に際しては、研究委員会を創設することが、不満を回復し、不安を取りのぞき、問題を回避し、可能であれば問題を葬る最善の方法だということは、あらゆる行政当局にとって周知の事実なのである。父母や教師をなだめるために、調査委員会を設置して、パイユロン校のような危険な学校を再建する必要性を評価し、そして、追加予算がまったく承認されていないにもかかわらず、すべては順調に進むはずだ、などと口にするのは、政府が偽薬療法というものをよく知っているからにほかならない。

治療（社会的な緊張をすみやかにやわらげる）を目的とした処方は、効果のある成分（金銭）を含まない薬（改革）によるものなのだ。利益とリスクの関係が医学における二つの関係と完全に同じであることも、やはり明らかであろう。社会的な難局を早急に軽減し、緊張を抑える。だが、時とともに、薬が空虚なものだと患者（大衆）が気づけば、欲求不満が生じ、信頼が失われ、不満によるリスクが深刻なものとなってしまう。さらに悪化した状態で症状がぶり返すこともまれではない。マリー・アントワネットは飢えたパリの市民に向かってブリオッシュという名のパンの偽薬を薦めたことで、社会的緊張を最悪な状態にまで高めてしまった。偽薬政治はときとしてより悲惨な結果をもたらすことがあるのだ。

イラクが多国籍軍相手に戦車の幻影を送り出したとき、多国籍軍を集結させたボタン戦争を目にしたテレビの視聴者は、目の前の光景が『史上最大の作戦』よりもリアルな映画なのか、それとも現実の戦争なのか、わからなくなり、おそらくは、現実に戦死者が出ていることすら忘れてしまったのである。

幼少期における偽薬

おしゃぶり、ゴムの乳首、これらは母親の乳房の血の気のない代用物だ。乳児が空腹になったり恐がったりして、あるいは、たんに欲しくなって泣きはじめると、両親が乳児の口にすばやく押しこむものである。よく考えてみれば、乳首の偽薬以外の何物でもない。やわらかな嘘の物体には、乳という効果のある成分は一切含まれていない。私としては、自分を守る手だてをなんらもたない乳児を偽ることは醜いことだとしか思えない。

詩における偽薬

私の知るかぎり、偽薬を賛える叙情詩を書いた者はひとりしかいない。彼には最後まで書きあげてもらおう。

愛《いと》しいプラセボ

われプラセボを愛す。
なによりも、そのかわいらしい名のゆえに。
いまや医学のラテン語名はまれとなるも、
いまもなお、世界ほどに古き名は、
治療もまた古きことを示す。

私がプラセボを愛するわけは、それが権威に絶えず挑戦し、
治療の確信という畑に疑いの種を蒔くから。
その疑いのひとつは、

われらが永遠の真実と思いこんでいるものを、
やさしく揺さぶり、われらの熟慮を刺激する。

私がプラセボを愛するわけは、それが矛盾の痕跡だから。
偽りの真実、真実の偽り、
理性の魔法、魔法の理性、
現実の幻影、
そして、もちろん、幻影の現実。

私がプラセボを愛するわけは、それが患者への「還元」的アプローチの限界を象徴するから。
患者が知らぬ間に追いこまれるメカニズムの世界は、
純粋に心理的な次元、あるいは、生物学的な次元にある。

だが、私は思う、私がプラセボを愛するのは、今日のだれも、
私の知るかぎりにおいては、
その完璧なる使用法を見出してはいないから。

ジャン＝ジャック・オーラ

スポーツにおける偽薬

効果のある成分を含まず、未来のチャンピオンや実績のある選手の成績の向上を目的とする薬や物質といったすべての物体。子ども、ときには大人が、足がつかない場所で泳ぐなどということに耐えられなくなってしまったときに、水泳のコーチが穏やかに空気を抜いてしまう浮き袋のことでもある。

時とともに、この生きのびるために不可欠な小道具は、醜く、厄介なだけの、やわらかいベルトのような形状になってしまった。泳げるようになると、人はこれを自分からさり気なく記憶の片隅へ追いやろうと決心する。

もっとはっきりしたところでは、サッカーやラグビーの世界で古くからある、試合前に配られるビタミン水があげられよう。クラブのかかりつけの医師によってひそかに調合されるものだ。また、謎の液体をしみこませたスポンジというものもある。負傷したり、気を失った選手の患部にこのスポンジを当てただけで、たちまちその選手はほかの選手とともに走りはじめるのである。また、スポーツの世界には、意志薄弱な、あるいは怠惰な選手のための偽薬が存在する。

テレビゲーム――テニス、ゴルフ、サッカー等――は血のかよわないスポーツの代用物ではあるが、ときとして幻想を与えてくれるものである。

訳者あとがき

本書を読んでいて思い出したことがある。第二次世界大戦後、戦敗国だった日本が初めて参加を許されたオリンピック（一九五二年、ヘルシンキ）行きに同行した付き添い医師の帰国談の中のエピソードである。

翌日に出番を控えた選手は不安と興奮で前夜は寝付けない。このようなときに睡眠薬と称して与えられたものが歯磨き粉で、それがよく効いたという話である。当時は研磨剤も混じった粉末状のいわゆる歯磨き粉が広く使用されていた。戦後の物資不足の時代に、米国から輸入される「コルゲート」（商品名）などの香り高い歯磨き粉が流布していたことを今も思い出す。

この話も典型的なプラセボ効果の例である。オリンピックに限らず、入学試験や入社試験など、人生の節目には睡眠薬や精神安定剤の力を借りたい思いを経験した人の数は多いはずである。「この薬はよく効くぞ」という言葉で選手を眠らせた付き添い医師は選手の信頼がよほど厚かった人に違いない。

医療の現場で、乳糖などを偽薬として用いるやり方は、一部の治験以外には、昨今あまり耳にすることがなくなった。著者ルモワンヌが言うように、現代は薬にも毒にもならぬ程度の薬効しかもたない公認の医薬品があまりにも多いので、合法的な処方そのものが偽薬の処方となるのである。それが効果を生むかどうかは医師の腕次第ということになるのだろう。

さて、本書は、Patrick Lemoine, “Le Mystère du Placebo”（Editions Odile Jacob, 1996）の全訳である。最近、プラセボ関連の書籍はいくつか出版されているが、本書では、医薬品の歴史は偽薬の歴史であったとの観点から、古くはキリストから現代のフロイト、ラカンに至るまで、等しく俎上に載せて批判を加える論調はまことに小気味よく、この本の大きな特色と魅力となっている。現代は、モリエールのニセ薬の時代ではないので、患者に正確な情報を伝えるべきであり、読めない文字で処方箋を書く時代は過ぎた、学術的には、医療で使用される魔法のような偽薬の神秘性を解明すべきだ、というのが著者の執筆の動機だったようである。

それにしても、著者も述懐しているように、医学界の無言の掟を破るような暴露話にもなりかねない偽薬の話を真正面から取り上げて論じるのは、大変な勇気が要ったに違いない。著者の主張をささえているものは、著者自身の体験・経験はもちろん医薬品に関する該博な知識とその歴史的背景であり、それらは本書全体をとおして一冊の比較文明・文化論ともいえる形となっている。「プラセボ」の語原の探究などは、西欧文化の中で育った著者にしてはじめてなしうることであろう。

一九九六年、本書が出版されたときのフランス医学界の表の反応については訳者は耳にしていないが、黙殺の形をとらざるをえなかったことが想像される。一方、「パリマッチ」誌、「ルポワン」誌をはじめとする週刊誌・月刊誌などのジャーナリズムは、著者へのインタビューの形で一斉に話題として取り上げた。フランスの社会保障も医薬品の過剰な処方に苦しめられているようで、「これらのインチキ薬は社会保障制度を破産させる。しかし、それで病気が治せるんだ！」（「パリマッチ」誌）と見出しをつけている。また、ほかの見出しには、「物質に対する精神の復讐」などの激しいものもあるが、妥当な論評と思われるものには、「すべてのプラセボ処方に倫理的配慮が伴うのであれば、プラセボ効果は、結局、医療技術の最良の引き立て役であり続けるであろう」（「生活と健康」誌）というのがある。

翻訳作業は、第六章までを小野が、第七章以降を山田が担当し、医学用語については、全編をとおして小野が統一化をおこなった。作業の開始後、訳者のひとり小野の個人的事情で大幅な遅れをとったことを、編集の水野寛氏にお詫び申し上げたい。また、日本における医薬品の使用や治験の現状についてお教えいただいた昔の仕事仲間の池田良夫、国枝勝義、浅香純一郎の三氏（塩野義製薬旧学術研修部）および原稿を整理していただいた熊本佳代子嬢にもお礼を申し上げます。

二〇〇五年八月、郷里の山形にて

小野　克彦

参考文献

R. P. Abrezol, « *Les Placebos* », *Med. Hyg.*, 27, 1969, p. 505-509.

T. Adohane, « Le Métissage culturel des remèdes », *Psychosomatique*, 32, 1993, p. 77-84.

E. A. Amsterdam, S. Wolfson, R. Gorlin, « New aspects of the placebo response in angina pectoris », *Am. J. Cardiol.*, 24, 1969, p. 305-306.

E. Auger, « Dyskinésies tardives et antiparkinsoniens de synthèse », Thèse de médecine, Lyon, 1986.

J.-J. Aulas, *Les Médecines douces. Des illusions qui guérissent*, Paris, Éd. Odile Jacob, 1993.

J.-J. Aulas, G. Bardelay, J.-F. Royer, J.-Y. Gauthier, *L'Homéopathie. État actuel de l'évaluation clinique*, Lausanne-Paris, Éditions médicales Rolland Bettex, 1985.

M. Balint, *Le Médecin, son malade et la maladie*, Paris, Payot, 1966.

M. Batezzati, A. Tagliaferro, G. De Marchi, « La legatura delle due arterie mammarie interne nei disturbi di vascolarisazione miocardia : nota preventiva relativa dei primi dati sperimentali e clinici », *Minerva Med.*, 46, 1955, p. 1178-1188 ; M. Batezzati, A. Tagliaferro, A. D. Cattaneo, « Clinical evaluation of bilateral internal mammary artery ligation as treatment of coronary heart disease », *Am. J. Cardiol.*, 4, 1959, p. 180-183.

H. K. Beecher, « The powerful placebo », *JAMA*, 159, 1955, p. 1602-1606 ; H. K. Beecher, « Increases stress and effectiveness of placebos and " active " drug », *Science*, 132, 1960, p. 91-92 ; H. K. Beecker, « Surgery as placebo. A quantitative study of bias », *J. Amer. Med. Ass.*, 176, 1961, p. 1102-1107.

S. Bok, « The ethics of giving placebo », *Sci. Am.*, 231, 1974, p. 17-23.

P. Cacot, « Le Placebo entre médecins et charlatans », Mémoire pour le C. E. S. de psychiatrie, Paris, université Descartes, 1989.

« *Le Discours de la licorne* », dans P. Cacot, « Le Placebo

entre médecins et charlatans », Mémoire pour le C. E. S. de psychiatrie, Paris, université Descartes, 1989.

J.-P. Chabannes, « Placebo et perfusions d'antidépresseurs », *Le Placebo*, V. Caillard et M. Cardine (éd.), Lyon, FUAG, 1989, p. 122.

P. Charazac, « Recherche sur les aspects transférentiels et contre – transférentiels de l'inhibition et de la désinhibition dans la relation thérapeutique avec le psychotique », Mémoire de psychiatrie, 1979.

F. Choffat, *L'Homéopathie au chevet de la médecine*, Paris, Éd. du Cerf, 1993, p. 306.

L. A. Cobb, G. I. Thomas, D. H. Dillard, K. A. Merendino, R. A. Bruce, « An evaluation of internal mammary ligation by a double blind technique », *New Eng. J. Med.*, 260, 1950, p. 1115-1118.

S. R. Dager, A. Khan, D. Cowley, D. H. Avery, J. Elder, P. Roy-Byrne, D. L. Dunner, « Characteristics of placebo response during long-term treatment of panic disorder », *Psychopharmacol. Bull.*, 26, 3, 1990, p. 273-278.

R. Dantzer, *L'Illusion psychosomatique*, Paris, Éd. Odile Jacob, 1989.

A. Davignon, G. Lemieux, J. Genest, « Placebo et HTA », *Union médicale du Canada*, 85, 1, 1956, p. 36-39K.

A. Dazord, P. Gerin, « L'Évaluation des psychothérapies », *Évaluation des soins en santé mentale*, P. F. Chanoit et J. de Verbizier (éd.), Érès, 1990, coll. « Psychiatrie et société », p. 201-210.

E. G. Dimond, F. Kittle, J. E. Crokett, « Comparison of internal mammary artery ligation by a double blind technic », *New Eng. J. Med.*, 5, 1960, p. 483-486.

E. F. Dubois, « Elimination of worthless drugs », *Trans. Ass. Am. Physic*. 54, 1939, p. 1-5.

J. W. Duncan, J. D. Laird, « Positive and reverse placebo effects as a function of differences in cues used in self perception », *Journal of Personality and Social Psychology*, 39; 1-6, 1980, p. 1024-1036.

F. Ederer, « Patient bias, investigator bias and the double-masked procedure in clinical trials », *Am. J. Med.*, 58 (3), 1975, p. 295-299.

L. D. Egbert, G. E. Battit, C. E. Welch, M. K. Bartlett, « Reduction of post-operative pain by encouragement and instruction of patients », *N. Eng. J. Med.*, 270, 1964, p. 825-827.

M. Eliade, *La Nuit bengali*, Paris, Gallimard, 1950.

H. Engelberg, « Heparin therapy of severe coronary atherosclerosis, with observations of its effects on Angina Pectoris, the two step electrocardiogram and the ballistocardiogram », *Am. J. Med. Sc.*, 244, 1952, p. 487-495.

H. Engelberg, « Low serum cholesterol and suicide », *The Lancet*, 21 mars 1992, p. 727-729.

W. Evans, C. Hoyle, « The comparative values of drugs used in the continuous treatment of angina pectoris », *Quart. J. Med.*, 47, 1933, p. 195-204.

G. Ferdiere, dans *Annales médico-psychologiques*, 1, 5, 1961, p. 984.

R. G. Fish, T. P. Crymes, M. G. Lowell, « Internal mammary artery ligation for Angina Pectoris ; its failure to produce relief », *New Eng. J. Med.*, 259, 1958, p. 418-420.

S. Follin, J.-C. Chanoit, J.-P. Pilon, C. Huchon, « Le Remplacement du Largactil par des placebos dans un service psychiatrique », *Annales médico-psychologiques*, 1, 5, 1961, p. 976-983.

J.-P. Fussler, *Les Idées éthiques, sociales et politique de Paracelse (1493-1541) et leur fondement*, Strasbourg, Association des publications près les universités de Strasbourg, 1986.

« Dyalogue de Placebo », dans E. Godfroy, *Dictionnaire de l'ancienne langue française et de tous ses dialectes du IXe au XVe siècle*, Paris, Bouillon, 1889.

H. Gold, N. Kwit, H. Otto, « The Xanthines in the treatment of cardiac pain », *JAMA* 108, 26, 1937, p. 2173-2179.

A. Goldstein, P. Grevert, « Placebo analgesia : endorphine and naloxone », *The Lancet*, 11, 1978, p. 1385.

C. W. Gowdey, D. Phil, « A guide to the pharmacology of placebo », *Can. Med. Assoc. J.*, 128, 1983, p. 921-925.

D. M. Graham, T. P. Lyon, J. W. Gofman, B. J. Hardin, A. Yankley, J. Simonton, S. White, « Blood lipids and human atherosclerosis. The influence of heparin upon lipid metabolism », *Circulation*, 4, 1951, p. 666-673.

G. Groddeck, *Le Livre du ça*, Paris, Gallimard, coll. « Tel », 1991.

A. Guede, « Ces remèdes miracles qui peuvent ruiner la santé », *Le Canard enchaîné*, 16 mars 1994.

G. H. Guyatt, « The n of one randomized controlled trial : clinical usefulness. Our three-year experience », *An. of Inter. Med.*, 112, 1990, p. 293-299.

S. Hahnemann, *Doctrine et traitement homéopathique des maladies chroniques*, Paris, Baillière, 1846.

M. Hamilton, « Discussion of the meeting », dans

K. Rickels, *Non specific factors in druf therapy*, Springfield, (Ill.), Charles C. Thomas, 1968, p. 133-135.

A. Helm, « Truth-telling, placebos and deception ethical and legal issues in practice », *Aviat. Space. Environ Med.*, 56, 1, 1985, p. 69-72.

D. Kupfer, « Five-year outcome for maintenance therapies in recurrent depression », *Arch. Gen. Psychiatry* 49, 1992, p. 769-773.

B. Lachaux, P. Lemoine, *Placebo, un médicament qui cherche la vérité*, Paris, Éd. Medsi-Mc Graw Hill, 1988.

Marnix, « Differens, II, III, 1 », dans B. Lachaux, P. Lemoine, *op. cit*.

B. Lameignere, « Les Placebos et leur utilisation », thèse de médecine, Paris, 1963.

L. Lasagna, F. Mosteller, J. M. Von Felsinger, « A study of placebo response », *Ann. J. Med*, 16, 1954, p. 854-862.

P. Lemoine, M.-P. Minuit, J. Mouret, « Traitement de l'insomnie d'endormissement par une tisane, Étude en double aveugle contre placebo de la Santane N 9 », *Le Concours médical*, 115, 1989, p. 111-116.

P. Lemoine, A.-L. Le Doriol, E. Vicaut, « Administration sublinguale de Prazépam dans les états anxieux », *Act. Med. Inter. Psychiatrie*, 34, 1986, p. 851-855.

P. Lemoine, « Cœur et angoisse », *Le Concours médical*, 111, 03, 1988, p. 186-189.

P. Lemoine, « Placebo et homéopathie », Rencontres nationales d'homéopathie, Lyon, 29 juin 1989.

J. Levine, N. C. Gordon, H. L. Fields, « The mechanism of placebo analgesia », *The Lancet*, 1, 1978, p. 654-657.

P. Lowinger, D. Dubies, « What makes placebo work ? A study of placebo response rates », *Arch. Gener. Psychiatry*, 20, 1969, p. 84-88.

Marie Claire, août 1994.

P. Martino, « La Fiction thérapeutique », *Psychosomatique*, 32, 1993, p. 65-71.

P. Mengal, « Magnétisme, sympathie et fureur utérine », *Neuro-psy*, 9 (4), 1994, p. 117-121.

R. Merle, *Fortune de France*, t. 2, *En nos vertes années*, p. 122.

P. Meyer, *La Révolution des médicaments : mythes et réalités*, Paris, Fayard, coll. « Le Temps des sciences », 1984.

Molière, *Le Malade imaginaire*, Paris, Larousse, 1970.

L. A. Morris, E. C. Oneal, « Drug name familiarity and the placebo effect », *J. Clin. Psychol.*, 30, 3, 1974, p. 280-282.

B. Mounier, « Le Placebo », Cours CES psychologie

médicale, B. H, 29 novembre 1984; B. Mounier, J. Guyotat, « Effet placebo et pouvoir thérapeutique », *Psychologie médicale*, 16, 14, 1984, p. 2379-2382.

P. Papalexiu, « Les Placebos; Discussion des problèmes inhérents à leur utilisation », *Journal suisse de pharmacie* 107, 1969, p. 83.

O. H. P. Pepper, « A note on placebo », *Tr. and Stud. Col. Physicians*, Philadelphie, 13, 1945, p. 81-88; *Ann. J. Pharm.*, 117, 1945, p. 409-412.

F. Persuy, « Attention, les faux médicaments peuvent tuer! », *Ça m'intéressse*, 137, 1992, p. 66-69.

P. Pichot, « À propos de l'effet placebo », *Rev. méd. psychosomatique*, 3, 1961, p. 37-40.

Platon, *Charmide*, Paris, Garnier-Flammarion, 1967.

Le Quotidien du médecin, numéro spécial, mai 1993.

J. D. Ratcliff, « New surgery for ailing hearts », *Reader's Digest*, 71, 1967, p. 70-73.

C. F. Reed, P. N. Witt, « Factors contributing to unexpected reactions in two human drug-placebo experiments », *Conf. Psychiat.*, 8, 1968, p. 57-68.

J. Van Rillaer, *Les Illusions de la psychanalyse*, Bruxelles, Mardaga, 1980, p. 415.

P. Roheim, *Magie et schizophrénie*, Anthropos, 1968.

R. Saury, *alias* Orater Bursy, « François Rabelais, Alcofribas Nasier, un étudiant bien singulier », *Science et culture*, 1994, p. 105-111.

C. Seulin, P. Gerin, A. Amar, A. Duclos, A. Dazord : « Présentation d'une échelle d'engagement du patient dans la relation soignant-soigné », *Information psychiatrique*, n° 9, novembre 1989, p. 915-923.

R. Thomson, « Sides effects and placebo amplication », *Br. J. Psychiatry*, 140, 1982, p. 64-68.

F. Tribolet, « Psychanalyse du placebo », *Psy. Fr.*, 3, 1990, p. 38-42.

U. S. Department of Health, Education and Welfare, « Cold studies reveals some vitamine C influence; more research needed », Bethesda, NIH Record, 1973, vol. 25, p. 4.

F. Villemain, *Stress et immunologie*, Paris, PUF, coll. « Nodules », 1989, p. 13.

O. Vincar, « Dependance on placebo : a case report », *Br. J. Psychiatry;* 115, 1968, p. 1184-1190.

S. Wolf, « The pharmacology of placebos », *Pharmacol. Rev.*, 11, 1959, p. 689-674.

A. Zanchetti, « What blood pressure level should be treated ? », *Hypertension : Pathophysiology, diagnosis and management*, J. H. Laragh et B. M. Brenner (éd.), New York, Raven Press, 1990, p. 1967-1983 ; cité dans P. Meyer, « Imaginaire et médicaments », *Rev. méd. psychosom.*, 32, 1993, p. 11-18.

E. Zarifian, *Des Paradis plein la tête*, Paris, Éd. Odile Jacob, 1994.

著者　パトリック・ルモワンヌ

1950年生まれ。精神科医、神経科学博士、フランス、リヨンのル・ヴィナティエ医療センター生物精神医学部門の責任者。不安障害やうつ病、睡眠障害が専門。向精神薬など医薬の過剰摂取の問題に積極的に取り組んでいる。

訳者　小野　克彦

1933年生まれ。京都大学医学部卒業。愛知県がんセンター研究所ウイルス部、塩野義製薬などに勤務。訳書にモンタニエ『エイズウイルスと人間の未来』、クライン『神のいない聖都』『ピエタ』（紀伊國屋書店）など。

山田　浩之

1966年生まれ。学習院大学文学部フランス文学科卒業。翻訳家。主な訳書にジャン・カリエール『森の中のアシガン』（青山出版社）、クリスチャン・ジャック『太陽の王ラムセス』（角川書店）など。

偽薬のミステリー

2005年8月31日 第1刷発行

著者……………………パトリック・ルモワンヌ

訳者……………………小野 克彦・山田 浩之

発行所…………………株式会社紀伊國屋書店
東京都新宿区新宿3-17-7

出版部（編集）03（5469）5919
ホールセール部（営業）03（5469）5918
〒150-8513　東京都渋谷区東3-13-11

印刷・製本……………中央精版印刷

ISBN4-314-00991-8 C0047
Printed in Japan
定価は外装に表示してあります